Place actuelle de l'ivermec

Gacel Céline

Place actuelle de l'ivermectine en médecine humaine

Utilisation et efficacité

Éditions universitaires européennes

Mentions légales/ Imprint (applicable pour l'Allemagne seulement/ only for Germany)
Information bibliographique publiée par la Deutsche Nationalbibliothek: La Deutsche Nationalbibliothek inscrit cette publication à la Deutsche Nationalbibliografie; des données bibliographiques détaillées sont disponibles sur internet à l'adresse http://dnb.d-nb.de. Toutes marques et noms de produits mentionnés dans ce livre demeurent sous la protection des marques, des marques déposées et des brevets, et sont des marques ou des marques déposées de leurs détenteurs respectifs. L'utilisation des marques, noms de produits, noms communs, noms commerciaux, descriptions de produits, etc, même sans qu'ils soient mentionnés de façon particulière dans ce livre ne signifie en aucune façon que ces noms peuvent être utilisés sans restriction à l'égard de la législation pour la protection des marques et des marques déposées et pourraient donc être utilisés par quiconque.

Photo de la couverture: www.ingimage.com

Editeur: Éditions universitaires européennes est une marque déposée de Südwestdeutscher Verlag für Hochschulschriften Aktiengesellschaft & Co. KG Dudweiler Landstr. 99, 66123 Sarrebruck, Allemagne Téléphone +49 681 37 20 271-1, Fax +49 681 37 20 271-0 Email: info@editions-ue.com Agréé: Paris, université René Descartes, thèse de doctorat, 2007.

Produit en Allemagne: Schaltungsdienst Lange o.H.G., Berlin Books on Demand GmbH, Norderstedt Reha GmbH, Saarbrücken Amazon Distribution GmbH, Leipzig ISBN: 978-613-1-51349-7

Imprint (only for USA, GB)
Bibliographic information published by the Deutsche Nationalbibliothek: The Deutsche Nationalbibliothek lists this publication in the Deutsche Nationalbibliografie; detailed bibliographic data are available in the Internet at http://dnb.d-nb.de. Any brand names and product names mentioned in this book are subject to trademark, brand or patent protection and are trademarks or registered trademarks of their respective holders. The use of brand names, product names, common names, trade names, product descriptions etc. even without a particular marking in this works is in no way to be construed to mean that such names may be regarded as unrestricted in respect of trademark and brand protection legislation and could thus be used by anyone.

Cover image: www.ingimage.com

Publisher: Éditions universitaires européennes is an imprint of the publishing house Südwestdeutscher Verlag für Hochschulschriften Aktiengesellschaft & Co. KG Dudweiler Landstr. 99, 66123 Saarbrücken, Germany Phone +49 681 37 20 271-1, Fax +49 681 37 20 271-0 Email: info@editions-ue.com

Printed in the U.S.A. Printed in the U.K. by (see last page) ISBN: 978-613-1-51349-7

PLAN

2

3

INTRODUCTION

Nous nous proposons dans cette étude d'effectuer une mise au point sur les différentes utilisations de l'ivermectine en médecine humaine aujourd'hui.

Cette molécule, appartenant à la famille des avermectines, dans un premier temps utilisée uniquement en médecine vétérinaire, fut peu à peu étudiée de manière plus approfondie en ce qui concerne son utilisation dans le traitement de nombreuses parasitoses humaines.

En effet, la recherche de nouvelles molécules ayant une activité anti-parasitaire donnant peu de résultats, les chercheurs ont peu à peu réussi à étendre le spectre de molécules déjà existantes. Ainsi, l'ivermectine, initialement utilisée dans le cadre de la lutte contre l'onchocercose, a vu son efficacité prouvée dans la lutte contre d'autres nématodoses (anguillulose, wuchereriose, loase, ascaridiose, trichocéphalose, mansonellose) et des ectoparasitoses (gale, démodéciose, myiases, pédiculose de la tête).

Au cours de ce travail nous présentons chaque parasitose pour laquelle l'efficacité de l'ivermectine fut étudiée et prouvée. Ainsi, après un rappel des principales caractéristiques [3 ; 29 ; 31] de chaque parasite, nous verrons la place de l'ivermectine dans la démarche thérapeutique actuelle.

Caractéristiques générales de l'ivermectine

1. Introduction

avermectine

Découvertes il y a une vingtaine d'années, les avermectines, famille de substances macrocycliques à laquelle appartient l'ivermectine, sont des produits peu coûteux à activité antiparasitaire. Les avermectines sont produites par un actinomycète : *Streptomyces avermitilis*. Bien qu'ayant une structure proche de celle des lactones macrocycliques, les avermectines n'inhibent pas la biosynthèse de protéines ni celle de la chitine et ne possèdent donc aucune propriété antibactérienne ou antifongique. L'ivermectine est un composé très lipophile, soluble dans la plupart des solvants organiques, sa solubilité dans l'eau étant très faible. Le traitement par des bases fortes conduit à l'ouverture du cycle lactonique et à la destruction du produit.
Une hydrogénation sélective de l'avermectine B1 conduit à la synthèse de deux molécules : la 22,23-dihydroavermectine B1a (supérieure à quatre vingt pour cent) et la 22,23-dihydroavermectine B1b (inférieure à vingt pour cent) qui, ensemble, constituent l'ivermectine [5].

2. Propriétés pharmacologiques

9

Il s'agit d'un anti-helminthique majeur de la famille des avermectines, possédant une puissante activité micro-filaricide sur les micro-filaires d'*Onchocerca volvulus*.

L'ivermectine est une molécule également efficace dans les cas de nématodoses intestinales, en particulier dans l'anguillulose (elle présente également une activité sur les oxyures et les ascaris, ce qui est intéressant en cas de parasitoses associées), dans la gale et dans le *larva migrans* [5].

3. Mécanisme d'action

Les avermectines agissent toutes de la même façon et sur les mêmes sites. Ainsi, l'ivermectine agit sur la jonction neuromusculaire des arthropodes, soit en tant qu'agoniste GABAergique (GABA : acide gamma aminobutyrique), soit en agissant directement sur le canal chlore couplé au récepteur GABA. Il en résulte une inhibition de la fonction musculaire par hyperpolarisation membranaire, conduisant à une paralysie puis à la mort du parasite (sans doute par asphyxie).

Grâce à la présence de la MDR-P-glycoprotéine (multi-drug-resistance, MDR-P-gp), l'ivermectine ne peut atteindre le système GABAergique du système nerveux central des vertébrés.

La MDR-P-gp est une protéine membranaire présente dans de nombreuses cellules de l'organisme qui, par un mécanisme de capture/excrétion active participe au maintien de l'intégrité de l'organisme vis-à-vis des xénobiotiques. Elle est présente majoritairement au niveau de la barrière hémato-encéphalique mais est retrouvée également au niveau hépatique, rénal, intestinal, surrénalien ou endothélial, ainsi que sur la membrane des trophoblastes placentaires. Les différents sites de liaison de cette protéine sont saturables, peu sélectifs et ses différents substrats sont soit stimulateurs soit inhibiteurs de son expression membranaire et de son activité.

En revanche, en cas de dysfonctionnement de la MDR-P-gp, l'accès aux récepteurs GABA n'est plus protégé, ce qui pourrait être à l'origine d'une toxicité accrue pour l'organisme.

L'ivermectine étant un des substrats de la MDR-P-gp, il apparaît probable qu'elle puisse avoir une toxicité intrinsèque, notamment par accumulation anormale au niveau du cerveau, suite à un mauvais fonctionnement de la MDR-P-gp.

Le mécanisme d'action de l'ivermectine sur *Onchocerca volvulus* est bien connu (voir plus loin chapitre correspondant), mais il n'en est pas de même pour les autres filaires, pour lesquelles il est très difficile de recueillir les vers adultes.

En ce qui concerne les nématodes intestinaux il semble que l'expulsion des vers soit associée à une paralysie au niveau du pharynx et de la musculature générale.

Les effets du médicament sur les stades larvaires, les œufs émis dans les selles après traitement et la fécondité des vers adultes sont mal connus.

Enfin, en ce qui concerne les ectoparasites, l'ivermectine entraîne une diminution de la mobilité et de la longévité des larves, nymphes et adultes de *Sarcoptes scabiei* [5].

4. Pharmacocinétique

Le temps moyen d'apparition de la concentration maximale dans le sang Cmax est d'environ 3,5-4 heures pour une dose de 6 à 15 mg. L'absorption semble augmentée si le médicament est pris avec un repas riche en graisse ou avec de l'alcool.

Le volume de distribution est assez élevé (46,9L) mettant en évidence une large distribution tissulaire et notamment de fortes concentrations au niveau des tissus graisseux et de la peau suggérant une activité contre les ectoparasites de l'homme.

La fixation aux protéines plasmatiques est de 93%, elle se fixe principalement aux lipoprotéines.

Sa demie-vie apparente est de 28 heures (après administration d'une solution orale) suggérant une faible clairance des concentrations plasmatiques, encore détectables après 5 ou 6 jours.

L'excrétion se fait majoritairement par la bile, sous forme inchangée ou de métabolites. Les métabolites sont donc excrétés presque exclusivement dans les selles en 12 jours environ. Le médicament est également éliminé en petite quantité dans le lait de la femme allaitante.

La plupart des métabolites sont des monosaccharides, ayant une activité plus faible que la molécule mère.

Malgré sa grande lipophilie, l'ivermectine ne passe que partiellement la barrière hémato-encéphalique. Elle passe la membrane externe de l'endothélium capillaire, puis est systématiquement captée par la cellule endothéliale et excrétée activement dans le plasma par la MDR-P-glycoprotéine (Pgp).

Les informations concernant le passage de l'ivermectine chez le fœtus sont rares mais il semble que les Pgp présentes au niveau du plasma limitent le phénomène [5].

5. Présentation, délivrance, voie d'administration

La spécialité Stromectol® se présente sous la forme de comprimés de 3mg par boîtes de 4 comprimés.

Le Stromectol® a en France les indications suivantes : anguillulose, filariose et gale. *Onchocerca volvulus*, une des cibles majeures de l'ivermectine n'entre pas dans les indications du Stromectol®, en revanche le même laboratoire (MSD) procède pour cette maladie à une délivrance humanitaire (gratuite) de cette même molécule sous le nom de Mectizan® [19].

6. Indications

Indications principales :
- traitement de l'onchocercose à *Onchocerca volvulus* ou cécité des rivières
- traitement de la strongyloïdose (anguillulose) gastro-intestinale
- traitement de la microfilarémie diagnostiquée ou suspectée chez les sujets atteints de filariose lymphatique due à *Wuchereria bancrofti*
- traitement de la gale sarcoptique humaine. Ce traitement est justifié lorsque le diagnostic de gale est établi par la clinique et/ou par l'examen parasitologique. La pratique du « traitement d'épreuve » devant un prurit n'est pas justifiée.

Indications restant à confirmer :
- traitement de l'onchocercose cutanée
- traitement des *larva migrans* cutanées
- traitement de la loase
- efficacité contre *Mansonella sp.*
- traitement des nématodoses intestinales impliquant *Ascaris lumbricoïdes, S. stercoralis, Ancylostoma sp., Enterobius vermicularis*
- activité sur les autres ectoparasites : *Pediculus humanus capitis, Phtirus pubis, Tunga penetrans, Demodex*, myiases.[5 ; 19]

7. Effets indésirables

- **Réaction de Mazzoti** liée à la lyse des micro-filaires. Cette réaction se caractérise par l'apparition de prurit, éruptions cutanées, conjonctivite, myalgies, arthralgies, fièvre, oedèmes, lymphadénite, adénopathies, asthénie, nausées, vomissements, diarrhées, tachycardie, hypotension orthostatique, vomissements. [5]

- **Effets ophtalmiques** (ces effets sont peu fréquents, transitoires et ils peuvent être dus à l'affection elle-même) : sensations anormales au niveau des yeux, oedèmes des paupières, conjonctivite, uvéite antérieure, limbite, kératite, choroïdite, choriorétinite. Ces symptômes sont dus à l'élévation transitoire du nombre de micro-filaires au niveau de la cornée et de la chambre antérieure de l'œil provoquée par l'ivermectine [5].

- **Cas des patients porteurs de microfilaires de *Loa loa*** : chez les personnes porteurs d'une très forte charge de microfilaires de *Loa loa*, l'administration d'ivermectine peut avoir pour conséquence de très graves effets secondaires comme une encéphalopathie, ou une hépatite sévère. Ces effets secondaires seront détaillés dans le chapitre consacré au rôle de l'ivermectine dans le traitement de la Loase [44 ; 64].

- **Effets indésirables divers** : somnolence, éosinophilie transitoire, élévation des transaminases, céphalées, arthralgies, fièvre, exacerbation ou apparition d'un prurit, adénopathies, éruptions papuleuses, oedèmes parfois marqués [5].

- **En cas de surdosage aigu** : somnolence, mydriase, tremblements, ataxie, diminution de l'activité motrice (traitement : vomissements provoqués, lavage gastrique, purgatifs, traitement symptomatique) [5].

- **Passage de la barrière hémato-encéphalique** : le passage par l'ivermectine de cette barrière entraîne des signes neurologiques. En effet, au niveau des neurones cérébraux se trouvent des canaux chlores dépendant de l'acide gamma-aminobutyrique avec lesquels le médicament interagit. Il est à noter que certains animaux (colleys, bergers australiens...) peuvent présenter une mutation spontanée rendant inefficace la Pgp présente au niveau de la barrière hématoencéphalique et donc permettant le passage de l'ivermectine dans la zone cérébrale.

  En cas de surdosage accidentel (il doit être très important : plus de dix fois la dose thérapeutique), les Pgp de la barrière hématoencéphalique sont saturées et l'on peut observer les troubles suivant : rash, oedèmes, céphalées, asthénie, dyspnée, douleurs abdominales, nausées, vomissements, diarrhées, hypotension, tachycardie, salivation, mydriase, ataxie, convulsions, coma, décès [5].

8. Précautions d'emploi

- **Grossesse** : l'utilisation de l'ivermectine est déconseillée pendant le premier trimestre de la grossesse. Cette recommandation repose sur le fait que l'innocuité du médicament n'a pas été formellement prouvée. Néanmoins, plusieurs études ont été menées sur des femmes traitées par inadvertance pendant leur grossesse et aucune d'entre elles n'a permis de déceler un effet tératogène de l'ivermectine. Par ailleurs, certains résultats laissent à penser que la présence de Pgp au niveau du placenta prévient le risque d'exposition du fœtus à l'ivermectine reçue par la mère [5].

13

- Allaitement : l'utilisation d'ivermectine est déconseillée lors de l'allaitement d'un enfant de moins de trois mois (le passage de l'ivermectine dans le lait maternel est très faible mais l'innocuité n'est pas démontrée) [5].

- Sujets sévèrement atteints d'onchocercose : la réaction de Mazzoti est alors plus fréquente et plus grave, pouvant nécessiter l'administration d'antihistaminiques et d'aspirine [5].

- Ne pas utiliser en cas d'hypersensibilité à l'un des composants [5].

- Aucune interaction avec d'autres médicaments n'a été démontrée [5].

- Le Comité d'experts du Mectizan® a recommandé en 1988 que, dans le cadre des traitements de masse contre l'onchocercose et les filarioses lymphatiques, le médicament ne soit pas administré « aux enfants pesant moins de 15kg ou mesurant moins de 90cm, aux femmes enceintes, aux femmes ayant accouché au cours de semaine précédente, et à toute personne présentant une méningite ou une maladie grave, aiguë ou chronique » [5].

- Il a été recommandé que les personnes souffrant de nanisme « Nakalanga » ne soient traitées que de manière individuelle, en évaluant le rapport bénéfice-risque [5].

- Il est recommandé de prendre le traitement en dehors des repas et de ne pas consommer d'alcool le jour de la prise afin de ne pas augmenter l'absorption du médicament [5].

- A cause de la survenue possible, chez les sujets présentant une microfilarémie élevée à *Loa loa*, d'effets secondaires graves, une goutte épaisse doit être réalisée chez toute personne traitée individuellement par l'ivermectine et ayant vécu dans une zone où la Loase est endémique [5].

Utilisation de l'ivermectine dans le traitement de parasitoses humaines

1. Ivermectine et onchocercose

1.1. Rappels sur la parasitose

1.1.1. Définition

L'onchocercose, ou cécité des rivières, est une maladie parasitaire provoquée par une filaire, *Onchocerca volvulus*. La maladie est transmise à l'homme par la piqûre d'une simulie (appartenant par exemple au complexe *Simulium damnosum* en ce qui concerne l'Afrique). Cette mouche, dite aussi simulie, sévit en Afrique Noire, en Amérique centrale, au Vénézuela, là où les terres sont bien arrosées et propices à l'agriculture.

L'onchocercose est une maladie se caractérisant par trois types de lésions : les onchocercomes, les lésions prurigineuses aiguës ou chroniques et les lésions oculaires pouvant évoluer vers la cécité.

1.1.2. Classification

Le parasite responsable est *Onchocerca volvulus*
Embranchement des Némathelminthes,
Classe des nématodes,
Super famille des Filarioidea.

1.1.3. Morphologie

L'adulte est un ver à cuticule blanche striée transversalement. Le mâle mesure 3cm de longueur sur 0,2mm de largeur, et possède une extrémité enroulée. La femelle est beaucoup plus grande, elle mesure 50 à 60cm de longueur pour 0,4mm de largeur et elle est ovovivipare.

La future larve L1 est une microfilaire de 250 à 300μm de longueur pour 6μm de largeur. Elle ne possède pas de gaine.

1.1.4. Cycle du parasite

Il s'agit d'un cycle indirect.

L'hôte définitif est l'homme. Les vers adultes se trouvent en position sous cutanée et provoquent une réaction nodulaire des tissus : le kyste ou nodule onchocerquien.

Les microfilaires (formes larvaires et pathogènes du parasite) libérées par le nodule migrent dans tout le tissus sous cutané, jamais dans le sang, elles ont une grande longévité et on n'observe pas de périodicité.

L'hôte intermédiaire est la simulie femelle (insecte diptère à larve aquatique affectionnant les eaux courantes rapides). Elle appartient entre autres aux espèces *Simulium damnosium* et *S. ochraceum*.

Ce sont des petits « moucherons » sombres piquant le jour. Lors du repas sanguin, elles prélèvent des microfilaires au stade L1. Ces microfilaires atteignent le stade L2 en migrant le long des muscles thoraciques de la simulie. Lorsqu'elles atteignent le stade L3, elles migrent vers le labium (gaine des pièces buccales de l'insecte) de la simulie. Cette évolution dure environ 6 jours, elle varie en fonction de la température.

Lors d'un nouveau repas sanguin sur un nouvel hôte définitif, la simulie replie son labium qui éclate sous la pression des larves, ce qui entraîne le dépôt des larves L3 sur la peau du sujet.

On observe alors la pénétration active transcutanée des larves infectieuses L3 par la blessure causée par la piqûre. Elles migrent ensuite sous la peau, s'installent à des endroits bien éclairés, muent, forment des nodules et commencent à pondre environ un an après.

Les adultes vivent entre 10 et 15 ans.

1.1.5. Clinique

- Phase d'incubation : 6 à 18 mois, silencieuse, hyperéosinophilie.
- Phase d'état :

1) <u>lésions cutanées</u> : kystes ou nodules, 1 à 10 par patient, siègent sur les plans osseux bien éclairés de préférence. Ils sont associés à un prurit dû à la présence de microfilaires autour d'eux.

2) <u>lésions oculaires</u> : elles se manifestent après une dizaine d'années d'évolution, elles sont dues à l'accumulation de microfilaires dans les yeux. On observe des kératites, des lésions de l'iris et de la choroïde, une dépigmentation de la rétine. Elles entraînent une gêne de la vision diurne, une photophobie, des larmoiements et une cécité à long terme.

3) <u>plus rarement</u> : on peut observer des onchocercoses généralisées par surinfections et un passage transplacentaire des microfilaires.

1.1.6.   Epidémiologie

L'homme constitue le réservoir de parasites. La contamination se fait à l'occasion de la piqûre des simulies, qui vivent à proximité des eaux courantes rapides, ce qui localise la maladie à proximité du réseau hydrographique.

L'onchocercose représente la deuxième cause de cécité d'origine infectieuse au monde après la conjonctivite granuleuse, et elle est la principale cause de cécité en Afrique. Il existe un dicton local : « les grands fleuves rongent les yeux ».

Cette maladie est endémique en Afrique sub-saharienne et dans six pays d'Amérique.

Environ 120 millions de personnes sont exposées au risque d'onchocercose, principalement en Afrique. La maladie atteint 25 millions de personnes en Afrique.

La maladie a un très fort impact économique : désertification des zones riveraines des fleuves, arrêt de la pêche fluviale, extension de la maladie avec l'irrigation.

1.1.7.   Traitement

- **Prophylaxie**

1) lutte anti-simulie le long des rivières
2) protection contre les piqûres de simulie
3) programme de l'OMS d'éradication dans 11 pays d'Afrique de l'Ouest
4) dépistage et traitement des onchocerquiens par l'ivermectine (Mectizan®)

- **Traitement chirurgical**

La dénodulisation préalable à la chimiothérapie est recommandée pour réduire le nombre de microfilaires. Cela peut éviter les manifestations allergiques et l'aggravation brutale des lésions oculaires.

- **Chimiothérapie antiparasitaire**

1) microfilaricides :

a. Diéthyl carbamazine (Notézine®) : retiré du marché.
b. Ivermectine (Mectizan®) : bénéficie d'une distribution spéciale. Meilleur traitement actuel, prévient les lésions oculaires, à éviter chez la femme enceinte.
c. Moxidectine (groupe milbemycine) : essai. Médicament vétérinaire qui présenterait une efficacité comparable à celle de l'ivermectine.

2) macrofilaricides :
Suramine sodique (Moranyl®) : produit non commercialisé en France, ayant une toxicité rénale importante.

1.2. Rôle de l'ivermectine dans le traitement de l'onchocercose

1.2.1. Action de l'ivermectine sur le parasite

Découverte dans les années 1980, l'ivermectine a révolutionné la stratégie de lutte contre l'onchocercose.

L'ivermectine entraîne une diminution rapide, importante et durable du nombre de microfilaires qui se développent dans le tissu sous-cutané des malades.
Cette diminution est le résultat d'une double action : d'une part l'ivermectine paralyse les microfilaires qui sont alors entraînées au niveau des ganglions lymphatiques où elles sont détruites, et d'autre part l'ivermectine inhibe le processus de reproduction du ver adulte, empêchant la ponte des microfilaires. Ce dernier effet est réversible et la ponte redevient progressivement normale dans un délai de neuf mois à deux ans, nécessitant alors une reprise du traitement.

L'ivermectine a, dès le premier traitement, des effets spectaculaires sur toutes les lésions de la cornée et de la pupille (segment antérieur de l'œil), responsables de la moitié des cas de cécité due à l'onchocercose. En revanche l'ivermectine apparaît peu efficace sur la plupart des lésions du segment postérieur de l'œil (rétine et nerf optique) qui poursuivent leur évolution.

Les traitements à grande échelle permettent de réduire considérablement la transmission du parasite, mais l'ivermectine ne l'interrompt pas complètement.

La dose recommandée d'ivermectine dans le traitement de cette parasitose est de 150μg/kg. Afin de maintenir les charges microfilariennes au-dessous du seuil correspondant à l'apparition de signes cliniques, le traitement doit être répété régulièrement ; en effet le pouvoir macrofilaricide de l'ivermectine est limité. Par exemple, dans de cadre de l'African Programme for Onchocerciasis Control (voir page 15), dont le but est la prévention des troubles cliniques, le traitement est renouvelé tous les 12 mois. En Amérique latine, où le but est d'interrompre la transmission du parasite, le traitement est renouvelé tous les six mois. Des traitements trimestriels entraînent une surmortalité des vers adultes.

Les traitements répétés ont également un effet curatif : baisse de la charge parasitaire au niveau oculaire et dans certains cas régression des lésions oculaires graves : kératite sclérosante, iridocyclite, atrophie optique.

L'efficacité prophylactique (sur les premiers stades du développement du parasite chez l'homme après l'infection : larves de 3ème et 4ème stades et jeunes adultes) du médicament est mal connue. Des résultats obtenus sur modèle animal peuvent laisser penser que des traitements mensuels pourraient prévenir l'installation d'une infection, mais des traitements annuels n'ont pas cet effet [5].

1.2.2. Mécanisme d'action de l'ivermectine sur *Onchocerca volvulus*

Ce mécanisme a été bien étudié.

Les concentrations d'ivermectine relevées dans le plasma des patients traités sont bien inférieures à celles utilisées *in vitro* pour tuer les microfilaires. L'effet toxique direct seul du médicament n'explique donc pas à lui seul les résultats obtenus chez les patients.

In vivo, l'ivermectine entraînerait des modifications ultrastructurales chez les microfilaires, réduisant leur mobilité. Ces microfilaires seraient ensuite drainées de façon passive dans la circulation lymphatique jusqu'aux ganglions. A ce niveau, elles sont attaquées et détruites par des cellules immunitaires, notamment des macrophages. Ces étapes expliquent la baisse rapide et significatives de la charge de microfilaires chez le patient après traitement.

Un deuxième phénomène est observé : dans les mois suivant la prise du traitement, les microfilaires issues de vers femelles s'accumulent dans le tractus génital de ces dernières et y dégénèrent sans être pondues. Ceci peut être du à l'action de la molécule sur la musculature du ver et explique que la baisse de la charge de microfilaires soit prolongée dans le temps à la suite d'une prise d'ivermectine.

De plus, il a été démontré que les traitements répétés entraînent une baisse de l'insémination des vers femelles, aboutissant à une interruption presque totale de la fécondation des oocytes et donc de l'embryogénèse des microfilaires.

Un phénomène curieux d'envahissement de la cavité générale du ver par des cellules d'aspect néoplasique a également été observé chez des vers femelles provenant de patients ayant reçu plusieurs doses d'ivermectine.
Enfin, on a montré que le mécanisme d'immunosuppression classiquement observé chez les onchocerquiens avait tendance à régresser après traitement par l'ivermectine [5].

1.2.3. Le programme de lutte contre l'onchocercose en Afrique de l'ouest

En 1974, les efforts concertés de la communauté internationale pour combattre ensemble l'onchocercose aboutirent au programme de lutte contre l'onchocercose en Afrique de l'Ouest (OCP). Les objectifs de ce programme étaient d'éliminer cette maladie pour améliorer la situation économique des millions de personnes vivant dans les onze pays de l'OCP (Bénin, Burkina Faso, Côte d'Ivoire, Ghana, Guinée, Guinée-Bissau, Niger, Mali, Sénégal, Sierra-Léone et Togo), et s'assurer qu'ils puissent empêcher cette parasitose de revenir menacer leurs populations. Ce programme se focalisait sur la lutte anti-vectorielle, et donc consistait en l'élimination des simulies. Cette méthode montra rapidement ses limites et ne suffit pas à endiguer la transmission de la maladie.

Dans les années 1980, l'utilisation de l'ivermectine (Mectizan®), jusque là employée uniquement en médecine vétérinaire, révolutionna la lutte contre l'onchocercose.

En 1987, les Laboratoires Merck & Co. décident de distribuer gratuitement le Mectizan® aux pays qui en font la demande afin de lutter contre l'onchocercose, et cela aussi longtemps que nécessaire.
De 1987 à 1995, l'IRD (ex. ORSTOM) a mené des essais démontrant la faisabilité des traitements par l'ivermectine à grande échelle. Un essai de phase IV de l'ivermectine a été mené au Nord-Cameroun sur plus de 20 000 personnes par l'équipe des Docteurs Jacques Prod'hon puis Jean-Philippe Chippaux. Les effets des traitements sur les charges parasitaires ainsi que sur les lésions oculaires ont ainsi pu être précisés. Lors de cet essai, un effet bénéfique indirect des traitements a été mis en évidence : en réduisant considérablement l'intensité de la transmission dans la zone, les traitements de masse permettent de réduire l'infestation des individus même non traités.

Le programme OCP a clos ses activités le 31 décembre 2002. il aura réussi à éliminer l'onchocercose en tant que problème de santé publique et comme obstacle au développement social et économique dans les 11 pays où l'onchocercose était précédemment endémique, mais la maladie existe toujours [25].

1.2.4. L'African Programme for Ochocerciasis Control APOC

En 1995, le Programme africain de lutte contre l'onchocercose (African Programme for Onchocerciasis Control, APOC) est lancé afin de coordonner les distributions d'ivermectine dans les 19 pays situés en dehors de l'aire d'OCP et dans lesquels l'onchocercose existe encore à l'état endémique. L'objectif final de ce programme est l'élimination de cette maladie en tant que problème de santé publique dans ces pays grâce à la mise en place de projets de traitements par ivermectine sous directives communautaires.

Son agence d'exécution est l'Organisation Mondiale de la Santé OMS, son agence fiscale est la Banque Mondiale.

La méthode de travail consiste en l'organisation de la distribution d'ivermectine, fournie gratuitement par son fabricant, Merck & Co. Inc [5].

1.2.5. Gestion des effets secondaires graves lors de ces programmes

Des enquêtes menées dans plusieurs régions du Cameroun ont permis de préciser l'épidémiologie de la loase – dont l'aire de répartition recoupe celle d'*Onchocerca volvulus* et susceptible d'effets secondaires sévères lors de la lyse des microfilaires - et de mettre au point, à partir de données environnementales mesurées par satellite, un modèle géographique prédictif du niveau d'endémie de la *Loa loa*. Ce modèle, développé en collaboration avec la Liverpool School of Tropical Medicine, permet d'identifier les régions où il existe un risque d'effets secondaires graves lors de la distribution d'ivermectine.

Pour essayer de prévenir ces encéphalopathies par une baisse de la microfilarémie en dessous des charges à risque avant l'administration de l'ivermectine, trois essais cliniques ont été conduits, dont l'un étudiait l'effet d'une faible dose de 3mg d'ivermectine, afin d'évaluer si cette faible posologie permettait d'abaisser la charge en microfilaires de façon plus progressive que la dose standard. Malheureusement, la diminution de la microfilarémie chez les patients ayant reçu la faible dose d'ivermectine se révéla identique à celle des patients ayant reçu la dose standard. Deux autres essais ont étudié l'effet d'une administration d'albendazole, essais dont les résultats ne furent pas concluants non plus.

A la suite de ces travaux menés par les chercheurs de l'Institut de Recherche pour le Développement et du Centre Pasteur du Cameroun, un programme financé par *Mectizan Donation Program* a été mis en place. Ce programme a 3 objectifs principaux :

- la surveillance des effets secondaires graves après traitement par l'ivermectine au Cameroun et la collecte des données cliniques et biologiques relatives à ces cas.
- L'appui technique pour la prise en charge de ces effets secondaires survenant après traitement par l'ivermectine.
- La réalisation des essais cliniques et communautaires pour la prévention des encéphalopathies à *Loa loa* [6 ; 7 ; 28 ; 35 ; 36 ; 60]

1.2.6. Traitements trimestriels et fortes posologies

Un essai contrôlé, dirigé par Michel Boussinesq et Jacques Gardon a été mené au Cameroun entre 1994 et 1998 pour déterminer si des traitements répétés par l'ivermectine, administrés à forte dose ou tous les trois mois, entraînaient une surmortalité chez les stades adultes d'*Onchocerca volvulus*.

L'examen des vers contenus dans les nodules a montré que l'effet des fortes doses (800µg/kg) n'était pas supérieur à celui des doses standards (150µg/kg).

En revanche les traitements trimestriels provoquent une surmortalité des vers femelles et permettent d'abaisser les charges microfilariennes à des niveaux extrêmement faibles. Le traitement trimestriel a donc un impact important sur la production de microfilaires. Ceci a comme intérêt de réduire les lésions dermatologiques liées à l'onchocercose et une réduction de la transmission de cette parasitose.

Cet essai a également montré que l'ivermectine était susceptible d'induire un phénomène néoplasique sur les vers adultes.

Enfin, un phénomène de sélection génétique des vers après traitement a été mis en évidence [27].

1.2.7. Ivermectine et épilepsie liée à l'onchocercose

Une étude menée par l'IRD au centre du Cameroun a permis de montrer que que les personnes souffrant d'épilepsie avaient des charges d'*Onchocerca volvulus* trois fois plus élevées que les personnes non épileptiques. Dès lors, on peut se demander si les traitements par ivermectine peuvent réduire la fréquence des crises d'épilepsie chez les personnes souffrant aussi d'onchocercose. Un essai associant l'IRD et d'autres partenaires doit être mené pour répondre à cette question [25].

1.2.8. Etude de l'efficacité de l'ivermectine (Mectizan®) dans un village d'hyperendémie onchocerquienne de la République Centrafricaine

Un traitement par ivermectine à la dose de 200μg/kg en prise unique a été administré à 153 habitants d'un village d'hyperendémie onchocerquienne dans le Nord-Ouest de la République Centrafricaine.

La tolérance clinique fut bonne chez la moitié des personnes, avec des effets secondaires peu marqués chez les autres.

Des contrôles parasitologiques effectués à un, six et neuf mois après traitement ont montré une réduction des densités microfilariennes moyennes, respectivement à 97,9%, 94,6% et 90,6% de leur valeur initiale, confirmant l'effet microfilaricide prolongé de l'ivermectine. Cet essai thérapeutique a précédé l'instauration d'un programme de chimiothérapie de masse dans la région concernée [58].

1.2.9. Prévalence d'anticorps à *Onchocerca volvulus* chez un habitant de Mexico, traité pendant dix ans par ivermectine

Des études ayant pour but de déterminer la prévalence d'anticorps anti Onchocerca volvulus ont été menées à Mexico.

Il a été rapporté la présence d'une immunoglobuline G (IgG) et IgG4 lors d'un essai de type ELISA contre un fragment de ver adulte d'*Onchocerca volvulus* dans des échantillons de personnes suivant un traitement non interrompu semestriel d'ivermectine dans une zone d'endemie onchocerquienne à Mexico [32].

1.2.10. Effet de l'ivermectine sur la longévité de *Simulium damnosum*

Plusieurs études ont montré que l'ivermectine, efficace contre de nombreux nématodes, possède également un effet systémique sur certains arthropodes.

La complexité de réalisation de ces études sur des insectes adultes est grande, et il est difficile de comparer les résultats obtenus et d'établir une échelle de sensibilité à l'ivermectine des diverses espèces d'insectes étudiées. Toutefois il apparaît que l'ivermectine provoque une surmortalité chez un grand nombre d'espèces, et que, parmi les espèces « sensibles », deux groupes doivent être distingués : dans le premier, qui comprend les glossines, les puces, l'effet systémique sur les adultes n'apparaît que si la concentration d'ivermectine dans le sang est assez élevée ; dans le deuxième groupe une surmortalité est observée même si le repas sanguin est pris sur des hôtes traités aux doses thérapeutiques usuelles (150-200μg/kg) : il en est ainsi pour différentes espèces d'*Anophèles*, d'*Aedes*...

Pour la plupart des espèces sensibles, la surmortalité des espèces sensibles n'existe que si le repas sanguin est pris peu de temps après que l'hôte ait été traité : cet intervalle est en général inférieur à dix jours (intervalle certainement du à la baisse rapide de la concentration d'ivermectine dans le sang).

Cependant les résultats d'une étude menée sur des moustiques ayant pris un repas de sang sur des sujets infectés par *Wuchereria bancrofti* indiquent que l'effet systémique de l'ivermectine peut durer beaucoup plus longtemps : dans cette étude, les auteurs observent une mortalité plus importante chez les moustiques gorgés sur les sujets traités six mois auparavant par ivermectine ($100\mu g$/kg) que sur des sujets non traités.

L'étude de M. Boussinesq et son équipe vise à évaluer l'effet systémique de l'ivermectine sur *Simulium damnosum*. Pour ce faire, les auteurs de l'étude ont comparé la longévité des simulies ayant pris un repas de sang sur des volontaires infectés ou non par *Onchocerca volvulus* et ayant ou non été traités par ivermectine trois à treize jours auparavant.

Les auteurs ont choisit de débuter les captures de simulies trois jours après la prise d'ivermectine, car une surmortalité observable uniquement dans les deux premiers jours suivant le traitement n'aurait que peu d'impact sur la transmission de la maladie.

Les volontaires ont été répartis en quatre groupes : non onchocerquiens et non traités, non onchocerquiens et traités, onchocerquiens et non traités, onchocerquiens et traités.

Les captures de simulies ont été réalisées entre huit heures et dix-huit heures du 3ème au 13ème jour inclus après le traitement des groupes traités. Les insectes capturés étaient placés dans des tubes de survie.

Les simulies récoltées furent divisées en huit lots, en fonction du groupe du sujet sur lequel elles s'étaient gorgées (quatre groupes) et du temps séparant le repas sanguin de l'administration d'ivermectine (groupes J3 à J6 et J7 à J13).

Les taux de mortalité des simulies ont ensuite été comparés dans un premier temps chez les sujets traités et les sujets non traités par ivermectine, puis dans un second temps chez les sujets onchocerquiens et les sujets non onchocerquiens.

Aucune de ces deux études comparatives ne montrent de résultats significatifs . Néanmoins, si l'effet de l'ivermectine sur la longévité des simulies semble nul, son effet sur la fécondité reste inconnu. Malgré ces incertitudes, il est probable que l'éventuel effet systémique de l'ivermectine administrée à la dose de $150\mu g$/kg est trop limité pour influer sur la densité des populations de simulies et pour participer à l'impact, maintenant bien documenté, des distributions à large échelle de ce médicament sur la transmission de l'onchocercose [8].

2. Ivermectine et anguillulose

2.1. Rappels sur la parasitose

2.1.1. Classification

Les parasites responsables sont *Strongyloïdes stercoralis* et *Strongyloïdes fulleborni,*
Embranchement des Némathelminthes,
Ordre des Rhabditidés :
Super famille des Rhabdiatoidea.

2.1.2. Morphologie

Les adultes de la génération parasite sont des femelles parthénogénétiques très fines. Elles possèdent un œsophage strongyloïdien (à un seul renflement oesophagien), ne sont pas hématophages et se nourrissent des tissus. Elles ont une longueur de 2,5mm pour un diamètre de 0,04mm.

Les œufs ont une coque mince, claire et transparente. Ils mesurent environ 50µm sur 30µm. Ils contiennent la larve L1 lors de l'émission des selles.

Les stades larvaires sont les suivants :
- L1 : rhabditoïde (250µm, double renflement oesophagien)
- L2 : strongyloïde (500µm, un renflement oesophagien)
- L3 : strongyloïde infectieuse (600µm, un renflement oesophagien)

Les adultes de la génération stercorale sont les adultes stercoraux, mâles et femelles. Ils mesurent environ 1mm de longueur.

2.1.3. Cycle du parasite

La femelle parthénogénétique enfouie dans la muqueuse duodéno-jéjunale pond des œufs embryonés au niveau de la muqueuse ou de la sous-muqueuse. Ces œufs peuvent exceptionnellement être retrouvés dans les selles.

Les larves rhabditoïdes L1 sortent de ces œufs qui éclosent au niveau de la muqueuse intestinale.

Trois possibilités d'évolution sont alors possibles :

1) <u>Cycle externe direct asexué</u>

Il a lieu dans le milieu extérieur en cas de conditions défavorables (température inférieure à 20°C).

Les larves L1 se transforment en larves L2 puis L3 infectantes (dans les conditions optimales de température et d'humidité, leur survie peut atteindre une quinzaine de jours).

Les larves L3 pénètrent par la peau de l'homme (souvent au niveau de la plante des pieds) puis se dirigent par voie sanguine vers le cœur droit puis les poumons, où elles passent la barrière alvéolaire pour atteindre les bronchioles et migrer vers la trachée et le carrefour laryngo-pharyngé.

A partir de là, elles gagnent l'œsophage, l'estomac et le duodénum où elles s'enfouissent dans la muqueuse et deviennent des adultes parthénogénétiques en une dizaine de jours.

2) Cycle externe sexué

Si les conditions évolutives ont optimales (25°C-30°C, humidité suffisante : réunies en zone tropicale), les larves L1 se transforment dans le milieu extérieur en adultes stercoraux rhabditoïdes. Les mâles et les femelles s'accouplent, il en résulte des œufs. De ces œufs des larves L2 de « seconde génération » éclosent et muent en larves L3, qui rejoignent le cycle précédent.

3) Cycle interne d'auto-réinfection

Il n'est possible que dans certaines conditions comme :
- larves hyper-infectantes
- ralentissement du transit intestinal
- diminution des défenses immunitaires de la barrière intestinale

La mutation L1-L2-L3 se fait alors dans l'intestin de l'homme et non dans le milieu extérieur. Ce cycle sans passage dans le milieu extérieur peut se réaliser au niveau du tube digestif ou de la marge anale.

C'est par ce mécanisme que l'on explique la pérennisation de l'anguillulose pendant des dizaines d'années et les formes malignes de la maladie.

2.1.4.   Clinique

Certains sujets infestés peuvent rester longtemps asymptomatiques, et la découverte de l'anguillulose se fait alors de manière fortuite.

La phase de pénétration cutanée provoque une réaction maculo-érythémateuse prurigineuse, elle dure un ou deux jours puis disparaît spontanément.

Le passage pulmonaire ne provoque que des troubles légers et passagers (comme une toux sèche), voire une crise asthmatiforme et des infiltrats pulmonaires à la radiographie.

La phase d'état se manifeste surtout par des troubles digestifs avec diarrhées, constipations, nausées, vomissement, entraînant un amaigrissement et une asthénie.

Des signes cutanés sont observés :
- le *larva currens* : migration sous-cutanée de larves entraînant l'apparition de sillons oedémateux rouges se déplaçant rapidement et disparaissant spontanément.
- un urticaire : se manifeste en grandes zones rouges, infiltrées, prurigineuses succédant en général à l'épisode de *larva currens*.

Le risque majeur de l'anguillulose est celui des complications. Il faut être particulièrement vigilant en cas d'immunosuppression ou de traitement par les corticoïdes, car il y a alors un risque d'anguillulose diffuse maligne, de mauvais pronostic, pouvant entraîner des septicémies disséminées et neuroméningées bactériennes.

2.1.5. Epidémiologie

L'anguillulose est une nématodose cosmopolite, elle sévit néanmoins particulièrement dans les régions chaudes et humides : Afrique tropicale, Amérique centrale et Amérique du sud,... Elle atteint le sud de l'Europe.

La contamination se fait dans la majorité des cas par la marche pieds nus sur la terre humide ou dans la boue. Cependant, d'autres modes de contamination sont possibles : toilettes, linge souillé, baignade dans une piscine, absorption d'eau infectée...

2.1.6. Traitement de l'anguillulose

- **Prophylaxie**

Elle repose sur le port de chaussures au contact du sol potentiellement infesté.

On a recours au traitement antiparasitaire systématique des patients potentiellement atteints d'anguillulose, de par leur antécédents de séjours dans des zones à risque, avant de débuter un traitement immunosuppresseur, afin de prévenir le développement d'une éventuelle anguillulose maligne.

- **Chimiothérapie**

1) Ivermectine (Stromectol®) : molécule de choix. Chez l'adulte, la posologie est de 12mg en une seule prise.

2) Albendazole (Zentel®, Eskazole®) : efficace à la dose de 800μg/jour pendant trois jours, il est bien toléré mais n'atteint pas les mêmes résultats de guérison que l'ivermectine.

3) Thiabendazole (Mintézol®) : il fut le traitement classique de l'anguillulose, il est à présent supplanté par des antihelminthiques de nouvelle génération comme l'ivermectine.

2.2. Rôle de l'ivermectine dans le traitement de l'anguillulose

L'ivermectine est aujourd'hui la molécule de référence dans le traitement de l'anguillulose, avec une efficacité de 85 à 90%.

Le traitement de l'anguillulose gastro-intestinale est la toute première indication de l'ivermectine, enregistrée en 1997. La dose recommandée est de 200μg/kg, elle est aussi efficace et beaucoup mieux tolérée que la cure de trois jours de thiabendazole qui constituait jusque là le traitement de référence.
L'efficacité du traitement doit être contrôlée par au moins trois examens des selles au cours des trois mois suivant la prise. En cas de persistance des larves, un second traitement par Stromectol® entraîne la guérison dans la majorité des cas.
Lorsque le patient a un déficit immunitaire (VIH, corticothérapie,...) l'anguillulose peut prendre une forme d'hyperinfection puis d'anguillulose disséminée. Dans ce cas les antihelminthiques, dont l'ivermectine, présentent une efficacité très diminuée. Les traitements sont alors répétés plusieurs fois, parfois sous la forme de cures de deux jours [5].

L'ivermectine en prise unique a été évaluée dans deux études comparatives.

La première étude comparait l'ivermectine (150 à 200μg/kg de poids en une prise unique) à l'albendazole (400mg/jour pendant trois jours). La guérison était

29

obtenue pour 83% des patients traités par ivermectine contre 38% des patients traités par albendazole. L'étude en concluait donc que l'ivermectine était significativement plus efficace que l'albendazole.

Néanmoins, la posologie d'albendazole pouvait paraître faible par rapport à ce qui est proposé dans la littérature [41].

La seconde étude a comparé trois groupes de patients traités par l'ivermectine (200µg/kg en une prise et 200µg/kg deux jours consécutifs) et le thiabendazole (50mg/kg/jours en deux prises quotidiennes pendant trois jours consécutifs). Il n'y a pas eu de différence de succès significative entre les trois groupes, mais il existe une différence très significative en ce qui concerne les effets indésirables.

En effet, 95% des patients traités par le thiabendazole ont présenté une intolérance (de type désorientation, fatigue, nausées) contre 18% de ceux traités par ivermectine (de type prurit, fatigues, céphalées déclenchées par la lumière) [26].

L'intérêt de l'ivermectine dans le *larva currens* est lié à son effet prouvé dans le traitement de l'anguillulose.

Dans une étude ouverte, trois patients adultes avec un *larva currens* ont été traités par une dose unique d'ivermectine (12mg). Une guérison a été observée chez deux patients sur trois, l'échec étant survenu chez une femme de 86kg, chez laquelle une guérison était observée après une double cure (24mg) d'ivermectine [10].

Une étude fut menée à Bangui sur 114 patients, soit parmi les consultants du Laboratoire National de Biologie Clinique et de Santé publique (89 patients) soit parmi les hospitalisés (25 patients) du service de Médecine du Centre National Hospitalier et universitaire de Bangui.

L'âge moyen des patients est de 26,3 ans, avec des âges extrêmes de 5 et 70 ans. On compte 56 patients de sexe masculin et 58 patients de sexe féminin.

Sont exclus de l'étude les enfants de moins de 5 ans, les femmes enceintes ou allaitantes, les patients ayant déjà reçu un traitement anti-helminthique dans le mois précédent.

Pour chaque patient trois techniques coprologiques ont été utilisées simultanément : examen direct, technique de Kato permettant une numération de la charge parasitaire et la technique de Baermann modifiée.

L'ivermectine est prescrite en dehors des repas à 200µg/kg et sa tolérance a été appréciée par interrogatoire lors du premier contrôle.

Parmi les patients de l'étude, 145 helminthiases ont été diagnostiquées avec : 53 cas d'anguillulose, 44 cas d'ascaridiose, 30 cas d'ankylostomose, 16 cas de schistosomose et 2 cas de trichocéphalose.

Aucun patient traité n'a décrit d'effets secondaires après la prise d'ivermectine lors de l'interrogatoire mené lors du premier contrôle coprologique, sept jours après la prise d'ivermectine. Un second contrôle a été effectué quinze jours après le traitement.

En ce qui concerne l'anguillulose, l'ivermectine s'est révélée d'une efficacité remarquable puisqu'elle atteint les 100% [59].

3. Ivermectine et wuchereriose

3.1. Rappels sur la parasitose

3.1.1. Classification

Le parasite responsable est *Wuchereria bancrofti*,
Embranchement des Némathelminthes,
Classe des Nématodes,
Ordre des Spirurina.

3.1.2. Morphologie

Le parasite adulte est un ver blanc à tégument lisse.

Le mâle a une longueur d'environ 4 cm pour une largeur d'environ 0,1 mm. Son extrémité postérieure est enroulée, il possède deux spicules.

La femelle est plus grande, sa longueur atteint 8 cm et sa largeur 0,2 mm. Sa vulve se trouve à 1 mm de l'extrémité orale, elle est ovovivipare.

La microfilaire, future larve L1, a un aspect serpentiforme, elle mesure de 250 à 300μm de longueur pour une largeur d'environ 10μm.

3.1.3. Cycle du parasite

Il s'agit d'un cycle indirect.

L'hôte définitif du parasite est l'homme. Les parasites adultes se trouvent dans le système lymphatique, en amont des ganglions. Les femelles adultes pondent les microfilaires qui gagnent le système vasculaire.

Les microfilaires se trouvent dans les capillaires sanguins périphériques la nuit (ce qui confère au cycle une périodicité nocturne).

C'est donc la nuit que les moustiques femelles (principalement *Culex* mais aussi *Aedes*, *Anopheles* et *Mansonia*), hôtes intermédiaires, prélèvent les microfilaires lors d'un repas sanguin sur un hôte infecté.

Les moustiques prélèvent des larves L1, qui deviennent des larves L2 dans les muscles thoraciques du moustique, puis des larves L3 qui migrent vers le labium. Cette évolution dure entre 2 et 6 semaines.

Au cours d'un nouveau repas sanguin sur un nouvel hôte définitif, le moustique replie son labium qui éclate sous la pression des larves. Les larves L3 sont alors déposées sur la peau du sujet. Il y a pénétration transcutanée active des larves infectieuses L3 par la blessure occasionnée par la piqûre de moustique.

32

Les larves migrent ensuite vers les canaux lymphatiques où elles deviennent adultes. Elles commencent à pondre au bout d'un an environ, et peuvent vivre entre 15 et 20 ans.

3.1.4. Clinique

- Phase d'incubation : elle dure de six mois à un an et comprend hyperéosinophilie, prurit, œdème.
- Phase d'état : elle correspond à la localisation des vers adultes au niveau des vaisseaux lymphatiques. Elle comprend des adénopathies, des oedèmes inflammatoires douloureux (atteinte génitale fréquente chez les hommes), et des manifestations allergiques (asthme, poumon hyperéosinophile filarien).
- Chronicité : elle apparaît après plusieurs années. Elle comprend des varices lymphatiques, une chylolymphurie par fistulisation des vaisseaux lymphatiques dans la vessie, un éléphantiasis.

3.1.5. Epidémiologie

La contamination se fait par la piqûre de femelle moustique (dont la larve est aquatique).

La parasitose est endémique dans les régions tropicales humides (isotherme supérieur à 20°C).

Un milliard d'individus vivent dans les zones exposées aux filarioses lymphatiques, 90 millions de sujets sont parasités.

3.1.6. Traitement de la wuchereriose

- **Prophylaxie** : elle consiste en la lutte anti-moustique, et le dépistage et traitement précoce par Notézine® ou Stromectol®.

- **Chimiothérapie** :

1) Remarques préalables : Les médicaments utilisés sont des microfilaricides, et la destruction massive des microfilaires peut entraîner des réactions de type allergiques proportionnellement à la microfilarémie.

La numération des microfilaires est nécessaire avant toute induction de traitement car la lyse des microfilaires libère des antigènes pouvant être à l'origine de réactions allergiques voire de chocs anaphylactiques, en particulier s'il y à présence d'une autre filaire filaire associée comme la loase. Les rechutes sont la règle car les médicaments ne détruisent pas les filaires adultes.

Il n'existe pas de macrofilaricide utilisable.

2) Diéthyl carbamazine (Notézine®) : arrêt de commercialisation

3) Ivermectine (Stromectol®) : en une dose, généralement bien supportée.

4) Albendazole

5) Autres thérapeutiques : corticoïdes, anti-histaminiques, chirurgie de l'éléphantiasis.

3.2. Rôle de l'ivermectine dans le traitement de la wuchereriose

3.2.1. Généralités

L'ivermectine (Stromectol®) est administrée en une dose, généralement bien tolérée, les effets secondaires étant proportionnels à la densité parasitaire.

Les microfilaires disparaissent en 3 à 7 jours par arrêt des pontes des adultes, mais les larves réapparaissent en six mois à un an.

Le traitement standard de la wuchereriose consiste actuellement en l'association de l'ivermectine avec l'albendazole.

3.2.2. Efficacité de l'ivermectine comparée à celle de la diéthylcarbamazine

Une étude compara l'évolution de la densité de microfilaires observée chez des patients traités par une dose unique d'ivermectine de 400µg/kg à celle observée chez des patients traités par une dose de diéthylcarbamazine de 6mg/kg.

Chaque groupe comprenait 23 patients, et le suivi durait un an.

En moyenne, l'ivermectine réduisit le nombre de microfilaires de 96% et fit diminué la production de microfilaires par les vers adultes de 82%. En ce qui concerne la diéthylcarbamazine, ces chiffres sont respectivement de 57 et 67%. L'ivermectine montra donc une efficacité supérieure à celle de la diéthylcarbamazine [5].

3.2.3. Essais de chimiothérapie associées : diethylcarbamazine-albendazole et ivermectine-albendazole

L'objectif était de déterminer l'efficacité de la combinaison de l'ivermectine avec l'albendazole et de la diéthylcarbamazine avec l'albendazole, médicaments recommandés dans le cadre des programmes de traitements de masse dans la lutte contre les filaires lymphatiques.

Les auteurs du test ont fait le bilan de toutes les variations suivies par l'intensité des microfilaires après les différentes combinaisons de traitements. En appliquant un modèle mathématique approprié aux effets des traitements à partir des résultats des essais, l'efficacité des combinaisons a pu être quantifiée, tout en distinguant le nombre de microfilaires (perte de microfilaires) tuées et la diminution de pontes de microfilaires par les parasites adultes (baisse de productivité des adultes).

Après un traitement associant diéthylcarbamazine et albendazole, la densité de microfilaires chute immédiatement, puis continue à diminuer lentement mais de manière stable (résultats obtenus après quatre essais). La densité de microfilaires chute en moyenne de 83% (de 54 à 100% selon les différentes études) tandis que la productivité des adultes (diminution de la ponte) chute de 100% (dans toutes les études). Concernant l'association diéthylcarbamazine et albendazole, après le traitement la densité des microfilaires chute en moyenne de 83% (elle va de 54 à 100% selon les différentes études) tandis que la productivité des adultes (diminution de la ponte) chute de 100% (dans toutes les études).

Après un traitement associant l'ivermectine et l'albendazole, la densité de microfilaires chute immédiatement pour devenir quasiment nulle, puis connaît une légère augmentation. La densité de microfilaires chute de 100% (elle s'étale de 98 à 100% selon les études), tandis que la productivité des adultes (diminution de la ponte) chute à ceci en moyenne 96% (de 83 à 100% selon les études).

Les effets observés sont dose-dépendants.

Des analyses très sensibles ont montré que les résultats ne dépendent pas de la durée de vie des adultes ni de la période immature de leur vie durant laquelle ils ne pondent pas, en revanche il est possible qu'ils dépendent légèrement de la durée de vie des microfilaires.

En conclusion, nous pouvons dire que les deux associations diffèrent de par leurs modes d'action respectifs au niveau des microfilaires, mais qu'elles sont toutes les deux très efficaces contre les vers adultes.

Si un traitement de masse était instauré utilisant l'une de ces associations, il aurait un impact très important sur la transmission de la filariose lymphatique [37].

3.2.4. Etude de l'efficacité d'un traitement associé d'ivermectine, albendazole et doxycycline.

Le traitement standard induisant divers effets secondaires, une nouvelle molécule a été testée : la doxycycline. Son choix est du à la présence de bactéries *Wolbachia*, symbiotes intracellulaires, qui interfèrent dans la reproduction des filaires lymphatiques.

Les résultats montrent qu'un traitement de six ou huit semaines de doxycycline présente une efficacité supérieure à celle du traitement standard.

Les auteurs de cet essai ont voulu évaluer si un traitement plus court de doxycycline (c'est à dire de trois semaines) associé au traitement standard d'ivermectine et d'albendazole montrerait une efficacité supérieure à celle du traitement standard tout en induisant moins d'effets secondaires que celui-ci.

Pour cela, un groupe de 44 adultes a été recruté au Ghana en janvier 2003 : parmi eux 20 ont reçu de la doxycycline (200mg par jour) pendant trois semaines, et 24 ont reçu un placebo.

Puis l'ensemble des participants, au quatrième mois, a reçu de l'albendazole (400mg) et de l'ivermectine (150µg /kg).

Les effets secondaires ont été évalués 48 heures plus tard. L'efficacité du traitement a été évaluée au quatrième, douzième et vingt-quatrième mois.

La densité de microfilaires était réduite de manière significative après la prise de doxycycline au quatrième, douzième et vingt-quatrième mois au sein du goupe des participants ayant reçu la doxycycline. En ce qui concerne le groupe ayant reçu le placebo, la baisse de la densité de microfilaires ne fut significative qu'à partir du douzième mois, et lors de chaque contrôle la baisse était plus faible que dans le groupe ayant reçu la doxycycline.

La fréquence des effets secondaires dus au traitement standard est similaire dans le groupe ayant reçu la doxycycline et dans celui ayant reçu le placebo. Les réactions secondaires modérées sont apparues seulement dans le groupe ayant reçu le placebo. La sévérité des effets secondaires est liée à la microfilarémie, la présence ou non de la bactérie *Wolbachia* dans le plasma, ainsi qu'à celle de cytokines proinflammatoires dans le plasma.

La viabilité des parasites adultes n'était pas significativement différente entre les deux groupes étudiés aux douzième et vingt-quatrième mois.

Cette étude nous montre que le traitement comprenant trois semaines de doxycycline est plus efficace en ce qui concerne l'induction d'une microfilarémie nulle à long terme qu'un traitement standard utilisé seul. Néanmoins, cette association n'est pas un traitement curatif.

Les réactions inflammatoires dues au traitement des filaires sont proportionnelles à la densité de la microfilarémie, elles sont également liées à la présence de *Wolbachia* dans le plasma [61].

En 2005, une étude montra que le traitement par doxycycline combiné aux traitements classiques permet d'avoir une action non seulement anti-macrofilaricide mais améliore aussi la progression de la maladie lymphatique [46 ; 57 ; 65].

3.2.5. Impact de l'ivermectine sur la charge en microfilaires de Wuchereria bancrofti

Des études parasitologiques et cliniques ont été menées afin de déterminer l'impact à long terme de l'ivermectine sur la prévalence des filarioses à *Wuchereria bancrofti* et *Mansonella perstans*, dans le cadre du programme de lutte contre l'onchocercose. L'étude porte sur 11 communautés vivant au Sud-ouest du Burkina faso. Parmi elles les investigations concernaient 6 villages traités par l'ivermectine au moins une fois par an durant les cinq dernières années. Les cinq autres villages n'avaient jamais été traités par l'ivermectine car il ne faisaient pas partie d'une zone géographique endémique pour cette parasitose. Chaque sujet inclus dans l'étude passa plusieur examens médicaux : examen au microscope d'une goutte de sang, mesure du niveau d'antigènes à *Wuchereria bancrofti* adulte circulants, recherche clinique de lymphoedème et d'hydrocèle (la prévalence de ces deux symptômes était identiques dans les villages traités et non traités par ivermectine. En revanche, la charge moyenne en microfilaires de *Wuchereria bancrofti* et *Mansonella perstans* étaient significativement plus basses chez les habitants des villages traités par l'ivermectine [38].

Une seconde étude rapporte que dans les villages qui étaient en situation d'hyperendémie concernant l'onchocercose et traités depuis 14 ans par l'ivermectine, aucune parasitose à *Wuchereria bancrofti* ne fut détectée alors que dans les villages adjacents non traités la prévalence de l'infection se trouvait autour de 3% [39].

3.2.6. Application de ces résultats

Les résultats obtenus lors de ces essais cliniques étaient donc, bien que difficiles à synthétiser, globalement excellents en faveur de l'efficacité de l'association de l'ivermectine avec les molécules utilisées traditionnellement.

En 1998, les laboratoires GlaxoSmithKline annoncèrent qu'ils fournissaient gratuitement l'albendazole destiné au traitement des filarioses lymphatiques.

Peu de temps après, Merck & Co décida d'étendre le programme de donation au Mectizan® aux besoins des programmes de lutte contre la filariose lymphatique dans les pays africains où l'onchocercose est également endémique.

En 1999, un Programme global pour éliminer les filarioses lymphatiques GPLF fut créé. Il est basé sur l'utilisation de deux associations médicamenteuses en prise unique : ivermectine (Mectizan® 150 μg/kg) + albendazole (400mg) dans les pays où l'onchocercose est endémique, et diéthylcarbamazine (6mg/kg) + albendazole (400mg) dans les autres pays. Ces traitements sont administrés à un an d'intervalle.

L'objectif du GPLF est de faire baisser les charges en microfilaires à un niveau très faible afin d'entraîner une interruption de la transmission du parasite. La longévité des filaires adultes est d'environ cinq ans, il serait donc théoriquement possible, en interrompant sa transmission pendant cette durée, de faire disparaître le parasite de la zone géographique ainsi traitée.

Ce Programme global pour éliminer les filarioses lymphatiques comprend également un important système de prise en charge des patients invalidés par les complications cliniques de cette maladie.

Aujourd'hui, dans le cadre des programmes internationaux de lutte contre les filarioses lymphatiques, plus de 40 millions de personnes ont reçu l'association ivermectine et albendazole.

Le Mectizan®, en revanche, n'est pas la spécialité utilisée dans le traitement individuel de la parasitose, notamment en dehors des zones d'endémie. Dans ce cas, on utilisera l'autre spécialité sous laquelle est commercialisée l'ivermectine, le Stromectol®, ou une autre molécule, la diéthylcarbamazine DEC. Le Stromectol® se présente également sous la forme de comprimés de trois grammes mais n'est pas fourni gratuitement.

Dans les six premiers mois, une dose d'ivermectine à 200 ou 400μg/kg est plus efficace que la DEC en dose unique ou en cure de treize jours sur la diminution de microfilarémie. En revanche, ces résultats s'inversent au bout de douze à vingt-quatre mois.

Les effets secondaires sont moins marqués à la suite d'une prise de Stromectol® que de DEC.

En 2001, le Stromectol® a eu l'autorisation de mise sur le marché pour « le traitement de la microfilarémie diagnostiquée ou suspectée chez les sujets atteints de filariose lymphatique à *W. bancrofti* ». On propose deux protocoles de traitement : 150 à 200μg/kg tous les six mois ou 300 à 400μg/kg tous les ans.

Il faut toutefois se rappeler que dans ces filarioses l'essentiel de la pathologie est due aux vers adultes et aux atteintes cutanéo-lymphatiques provoquées par des infections bactériennes. Or, il semble que l'ivermectine n'ait aucun pouvoir macrofilaricide sur *W. bancrofti*. C'est pourquoi certains traitements combinent le Stromectol® (400µg/kg) et la DEC (6mg/kg) qui elle possède une activité partielle sur les vers adultes. De plus cette association entraîne une baisse de la charge en microfilaires plus marquée que lors d'une prise isolée d'ivermectine ou de DEC.

Si l'on ne possède pas de DEC on peut utiliser l'association ivermectine et albendazole même si le bénéfice de cette association comparé à celui de l'ivermectine seule n'est pas prouvé [5].

4. Ivermectine et loase

4.1. Rappels sur la parasitose

4.1.1. Classification

Le parasite est *Loa loa*,
Classe des nématodes,
Ordre des Spirurina,
Super famille des Filarioidea.

4.1.2. Morphologie

Le parasite adulte est un ver blanc à tégument lisse parsemé de bosselures. Le mâle mesure 3cm de long pour un diamètre de 0,3mm, son extrémité postérieure est enroulée. La femelle est plus longue, entre 5 et 6cm pour un diamètre de 0,5mm. Ce sont des ovovivipares.

La future larve L1 (=microfilaire) mesure 250 à 300μm sur 6μm. Elle possède une gaine souvent mal colorée au May Grunwald Giemsa.

4.1.3. Cycle du parasite

Il s'agit d'un cycle indirect dont l'hôte définitif est l'homme.

Les adultes se trouvent au niveau sous-cutané, ils sont mobiles et se déplacent constamment. Les femelles pondent à cet endroit les microfilaires qui gagnent le système vasculaire.

Les microfilaires sont présentes dans les capillaires sanguins périphériques le jour, avec un pic de présence à midi, on observe donc une périodicité diurne.

L'hôte intermédiaire est le *Chrysops* femelle, insecte tabanidé à larves terrestres. Sa piqûre est diurne et douloureuse. Les principales espèces représentantes sont *C. dimidiatus* et *C.silaceus* (appelé aussi mouche rouge ou mouche des filaires).

La femelle *Chrysops* prend son repas sanguin sur un homme parasité et prélève de ce fait des microfilaires L1 dans les capillaires sanguins. La larve poursuit son évolution et devient une larve L2 puis L3 au niveau des muscles thoraciques de l'insecte. La larve L3 migre ensuite vers le labium du Chrysops.

Un nouveau repas sanguin sur un nouvel hôte définitif permet la transmission du parasite : au cours du repas le Chrysops replie son labium qui éclate sous la pression des larves, il y a alors dépôt des larves L3 sur la peau du sujet.

Les larves infectieuses L3 ont une pénétration active transcutanée au niveau de la blessure causée par la piqûre.

Elles migrent sous la peau, muent, deviennent adultes en environ 12 jours et les premières pontes de microfilaires ont lieu au bout d'un an environ. Les adultes vivent et pondent pendant 10 à 15 ans. Les microfilaires L1 survivent dans le sang de l'hôte définitif pendant quelques mois.

4.1.4. Clinique

- Phase d'incubation : silencieuse, de 6 à 18 mois, on note une hyperéosinophilie.

- Phase d'état : la parasitose est généralement asymptomatique. Trois symptômes classiques peuvent survenir :
    1. Prurit : au niveau des bras, du thorax, de la face, des épaules, le prurit est souvent ce qui amène le malade à consulter, il reste un élément d'orientation.
    2. Passage du ver adulte sous la conjonctive : incident bénin et relativement fréquent. Le ver peut passer sous la conjonctive palpébrale ou bulbaire ou sous la peau des paupières ; il peut également changer d'œil, en cheminant sous la peau à la racine du nez. La traversée rétro-conjonctivale est brève, quelques minutes, rarement plus, et il est alors facile d'extraire la filaire. Le passage s'accompagne de photophobie, injection conjonctivale, larmoiement, sensation de corps étranger et œdème péri-orbitaire. Chez les forts porteurs de microfilaires, on a pu décrire des atteintes hémorragiques de la paupière et des hémorragies rétiniennes. Des cas exceptionnels de passage de filaire adulte dans la chambre antérieure de l'œil ont été décrits.
    3. Reptation du ver adulte sous la peau : elle se traduit par un fourmillement désagréable ou un prurit localisé. Le ver apparaît sous forme d'un cordon palpable, mobile, se déplaçant d'environ un centimètre par minute. Lors d'un traitement par la diéthylcarbamazine DEC cet incident est fréquent, les vers adultes remontant à la surface de la peau sous l'effet du médicament.
    4. Œdème de Calabar : il s'agit d'un œdème allergique fugace et migrateur ; il dure de quelques heures à quelques jours, s'accompagne d'une sensation de tension et siège surtout aux membres supérieurs, à la face ou au thorax. Des épisodes rares de lymphadénites, d'hydrocèles, de polyarthrites, de manifestations pulmonaires ont été rattachés à la Loase.

- Complications : la pathogénicité est discutable devant la survenue tardive de ces complications, à un moment où les parasites sont souvent absents. Elles sont neurologiques (hémoplégie, méningite, encéphalite), cardiaques (endocardite pariétale fibreuse) et rénales (néphropathies).

4.1.5. Epidémiologie

La loase est strictement africaine, principalement équatoriale et occidentale, limitée à la grande forêt elle sévit de la Guinée au Nord jusqu'à l'Ouganda à l'Est, sans atteindre l'Océan Indien.

Les zones d'hyper-endémie sont le Cameroun, le Nigeria, le Gabon, le Congo Brazzaville et le Congo Kinshasa. Dans ces pays les taux d'infestation peuvent atteindre 35% de la population. Sa prévalence est estimée à une dizaine de millions d'individus.

4.1.6. Traitement

- Diéthylcarbamazine :
Notézine®
Traitment dangereux devant être conduit par un spécialiste.
Cure de trois semaines entraînant une chute rapide des microfilaires.
Attention, il y a un risque de réactions allergiques importantes si le sujet porte plus de 50 microfilaires par ml de sang (dans ce cas installation progressive du traitement, administration de corticoïdes et d'anti-histaminiques), il est donc incontournable de procéder à une numération de la microfilarémie diurne (à midi) avant l'instauration du traitement.
Les microfilaires réapparaissent au bout de six mois.
- Ivermectine :
Mectizan®

4.2. Rôle de l'ivermectine dans le traitement de la Loase

Une étude a été menée sur la tolérance de l'ivermectine utilisée dans le traitement des patients multi-parasités : co-infection de *Loa loa*, *Onchocerca volvulus* et *Mansonella perstans*. L'administration de l'ivermectine dans le traitement de la Loase induit une baisse significative de la charge en microfilaires en 3 à 5 jours. On ne note quasiment aucun effet sur *Mansonella perstans* [51].

Deux études cliniques ont été menées au Gabon afin d'évaluer l'efficacité l'innocuité et la tolérance de l'ivermectine utilisée dans le traitement de patients porteurs de Loase.

Dans la première étude, 35 patients ont reçu une dose unique d'ivermectine, de 5 à 200µg/kg. Après une dose de 5, 10, 30 ou 50µg/kg, la charge en microfilaires ne change pas. En revanche, après une administration de 100, 150 ou 200µg/kg, la charge diminue, et le traitement atteint son efficacité maximale avec la posologie de 200µg/kg.

La seconde étude évalue l'efficacité et l'innocuité de l'ivermectine chez des patients porteurs de plusieurs parasitoses. Les 17 patients inclus dans l'étude étaient infectés par *Loa loa* et *Onchocerca volvulus*, 5 d'entre eux portaient également *Mansonella perstans*, enfin 16 patients avaient des nématodoses intestinales. Chaque patient reçut une dose de 200µg/kg d'ivermectine. Dix jours plus tard, la charge de microfilaires de *Loa loa* avait baissé de 80%, la densité des microfilaires au niveau du derme d'*Onchocerca volvulus* de 98%. Les infections intestinales dues à *Ascaris* furent éliminées chez tous les patients. L'efficacité de l'ivermectine contre *Trichuris* se révéla faible.

Tous les patients de ces deux études montrèrent une excellente tolérance de l'ivermectine [52].

Néanmoins, au début des années 1990, plusieurs cas d'effets secondaires graves, à type d'encéphalopathie, ont été signalés après traitement par l'ivermectine dans la partie forestière du Gabon dans le cadre du Programme africain de lutte contre l'onchocercose. Très vite il a été démontré que ces accidents parfois fatals, survenaient chez des personnes fortement infectées par une autre filaire, *Loa loa*. Au-delà de 8 000 microfilaires par ml de sang, les patients peuvent développer une asthénie intense avec impotence fonctionnelle marquée pendant plusieurs jours. Une série d'études financées par l'OMS/TDR (programme spécial de recherche et de formation sur les maladies tropicales) et dirigées par Jean-Philippe Chipaux puis Michel Boussinesq, a permis de préciser la fréquence de ces effets secondaires graves et le seuil au-delà duquel il existe un risque d'encéphalopathie (plus de 30 000 microfilaires de *Loa loa* par ml de sang). Dans ce cas, après des symptômes relativement bénins (arthralgies, céphalées, etc...), le patient développe des troubles de la conscience et du langage : confusion, aphasie, incontinence, coma. A l'examen, le tableau neurologique est varié mais les signes extra-pyramidaux sont fréquents. On observe également des hémorragies de la conjonctive palpébrale, et des lésions rétiniennes évocatrices d'une obstruction vasculaire (similaires à celle observées lors d'un paludisme sévère). Une protéinurie, une hématurie et un passage des microfilaires dans les urines sont également fréquents. Les résultats d'une étude récente sur un modèle simien laissent à penser que ces accidents sont liés, du moins en partie, à une embolisation massive, dans les capillaires cérébraux, des microfilaires de *Loa* paralysées par le médicament. Enfin, une enquête récente en République démocratique du Congo indique que la plupart des patients ayant survécu à une encéphalopathie à *Loa* post-ivermectine présentent encore six mois après le traitement un ralentissement psychique significatif [5].

De plus, des chercheurs rapportèrent la survenue d'hémorragies de la conjonctive palpébrale (HCP) chez des patients atteints de Loase et traités par l'ivermectine. Ces patients vivent dans une région géographique dans laquelle la Loase est endémique et ont présenté des effets secondaires graves à la suite de la prise d'ivermectine. Une étude fut lancée afin d'évaluer la fréquence de ces lésions et d'évaluer les risques associés à leur apparition. La conjonctive de 1 682 patients se plaignant de réactions secondaires fut systématiquement examinée. On trouva parmi eux 41 cas de HPC. Chez ces patients, la charge en microfilaires était de 14,9 microfilaires par millilitre de sang (mf/ml), pour 14,5 mf/ml chez les patients indemnes. Une microfilarémie à *Mansonella perstans* et le genre masculin furent également associés à l'apparition de HCP. Un examen ophtalmologique poussé après le traitement fut mené chez 37 patients et une relation importante entre la HCP et les lésions rétiniennes fut établie. Le mécanisme de formation de HCP semble être semblable à celui entraînant une encéphalopathie chez les patients porteurs d'une forte charge de microfilaires et traités par ivermectine. L'apparition de HCP pourrait ainsi être considérée comme un signal d'alarme désignant les patients les plus susceptibles de développer des effets secondaires graves après l'administration d'ivermectine [23].

Pour finir, un cas d'hépatite sévère au cours d'une loase traitée par ivermectine a été rapporté. Une femme de vingt ans originaire du Gabon infectée par le filaire *Loa loa* a développé une hépatite un mois après avoir reçu une dose unique d'ivermectine. La biopsie du foie a montré des infiltrations inflammatoires intralobulaires, des zones de nécroses et d'apoptose, ces éléments étant compatibles avec une maladie du foie induite par les médicaments. Ce cas montre qu'il est important de prendre en compte les douleurs abdominales chez les patients ayant reçu un traitement par l'ivermectine [64].

Conclusion :
L'ivermectine ayant obtenu des résultats remarquables dans le traitement de l'onchocercose et des filaires lymphatiques telle que la wuchereriose, des essais visant à évaluer son efficacité dans le traitement de la loase et les autres filaires parasites de l'homme ont été menés.

Ces essais ont rapidement démontré qu'une prise de 150 ou 200µg/kg d'ivermectine entraîne une diminution rapide de la charge en microfilaires de *Loa loa*. De plus, l'ivermectine entraîne une diminution voire une disparition des signes cliniques de la maladie chez certains patients. Néanmoins son action sur les filaires adultes reste inconnue.

Malgré cela, le fait que la loase soit considérée comme une parasitose peu pathogène associé à la survenue possible de graves effets secondaires neurologiques chez les patients traités possédant une charge élevée de microfilaires font qu'aucun traitement de masse contre la loase n'est actuellement envisagé.

Pour ce qui est du traitement individuel, le traitement par l'ivermectine devrait être réservé, selon M. Boussinesq, réservé aux patients dont la microfilarémie est inférieure à 30 000 microfilaires par millilitre de sang (mf/ml). Ce traitement par ivermectine peut être complété dans un second temps par une cure de diéthylcarbamazine DEC, molécule possédant une efficacité non négligeable sur le stade adulte des filaires.

Le traitement des patients possédant une microfilarémie supérieure à 30000 mf/ml est délicat, à cause des effets secondaires possibles précédemment décrits. En effet, une faible posologie d'ivermectine (soit 30µg/kg) entraîne une baisse de la charge en microfilaires identique à celle due à une dose standard et ne permet donc pas d'éviter les accidents thérapeutiques. En tenant compte du mécanisme probable de survenue des accidents neurologiques (voir chapitre sur les effets indésirables possibles de l'ivermectine), soit une embolisation des microfilaires paralysées par l'ivermectine au niveau des capillaires cérébraux, l'association de corticoïdes ou d'anti-histaminique à la prise d'ivermectine ne semble pas d'une grande utilité. Si un traitement s'impose vraiment, la solution serait peut-être l'administration prolongée d'albendazole, entraînant une diminution lente mais significative de microfilarémie, complétée ensuite par une cure de DEC [5].

5. Ivermectine et ascaridiose

5.1. Rappels sur la parasitose

5.1.1. Classification

Le parasite est *Ascaris lumbricoides*,
Embranchement des Némathelminthes,
Classe des Nématodes,
Ordre des Ascaridés,
Super famille des Ascaroidea.

5.1.2. Morphologie

L'adulte est un ver blanc rosé élastique. Il possède une bouche pourvue de trois lèvres coupantes.

L'organisation interne du ver est de type polymyaire à grandes cellules musculaires.

Le mâle mesure de 15 à 20cm pour un diamètre de 0,3cm. Son extrémité postérieure présente une forme de crosse, il possède deux spicules brunâtres.

Les femelles sont plus longues, de 20 à 25cm pour un diamètre de 0,5cm. Son extrémité postérieure est rectiligne, elle possède une vulve ventrale au tiers antérieur.

L'œuf est ovoïde, possède une double coque dont la couche externe est brune et mamelonnée et la couche interne est lisse et jaunâtre. Il est non embryonné à la ponte. Ses dimensions sont de 70 sur 50μm.

5.1.3. Cycle du parasite

Il s'agit d'un cycle direct dont l'hôte définitif est l'homme.

Les vers adultes, présents dans l'intestin grêle de l'hôte, se nourrissent du chyme intestinal. Les adultes pondent des œufs (environ 200 000 par femelle et par jour...) éliminés avec les matières fécales.

Les oeufs mûrissent dans le milieu extérieur en deux à six semaines en fonction des conditions. Il se forment les larves L1 puis L2 qui restent à l'intérieur de l'œuf.

La contamination de l'hôte se fait par l'ingestion des œufs contenant L2.

Les œufs, dont les coques sont dissoutes par les sucs digestifs et une substance libérée par l'embryon, libèrent les larves dans l'intestin et celles-ci

46

migrent à travers la muqueuse intestinale, le système porte et le foie : migration larvaire transviscérale. Elles atteignent ensuite le cœur droit, puis le poumon et traversent le parenchyme alvéolaire. A ce niveau, elles muent et atteignent le stade L3. Les larves remontent alors l'arbre respiratoire jusqu'au pharynx, puis une déglutition de l'hôte les entraîne dans le tube digestif.

Les larves L3 poursuivent leur évolution dans le tube digestif et deviennent adultes en deux à trois mois. Leur durée de vie est de douze à dix-huit mois.

5.1.4. Clinique

- Phase d'invasion : elle correspond au passage hépatique (symptomatologie muette) puis pulmonaire des larves soit de J2 à J8. La pathogénie est due à une action toxique, allergique, mécanique traumatique et bactériologique. Le syndrome de Loeffler peut se manifester : apparition d'une fièvre, d'une toux sèche, de dyspnée, le patient subit des manifestations allergiques diverses, et à la radiographie pulmonaire on peut voir une opacité transitoire. Cette phase est également marquée par une hyperéosinophilie accompagnée d'une hyperleucocytose.

- Phase d'état : elle correspond à la présence des vers adultes dans le tube digestif. Les signes cliniques dépendent du nombre de vers et des traumatismes mécaniques qu'ils causent. Il apparaît en général des troubles gastro-intestinaux (transit accéléré, vomissements...). On peut également rencontrer des troubles nerveux (irritabilité, insomnie, sialorrhée nocturne) et de nouveaux des manifestations allergiques (prurit, œdème de Quincke). La spoliation alimentaire des vers peut entraîner, en cas de forte infestation, un retard pondéral. Pour finir, des complications peuvent survenir quel que soit la charge parasitaire : migration aberrante, occlusion, péritonite.

5.1.5. Traitement

On traite toujours cette parasitose en raison des risques de complication.
On utilise :
- des molécules ascarifuges : sels de Pipérazine (Nematorazine®)
- des molécules ascaricides : Levamisole (Solaskil®), Pyrantel (Combantrin®), et les benzimidazolés tels que Flubendazole (Fluvermal®), Albendazole (Zentel®) et Mébendazole (Vermox®). On utilise également l'ivermectine.

En cas de complication nous aurons recours à la chirurgie. Le suivi thérapeutique consiste en un examen coprologique un mois après l'examen.

5.2. Rôle de l'ivermectine dans le traitement de l'ascaridiose

Ascaris lumbricoides est une espèce très sensible à l'ivermectine. Une étude a été menée aux Philippines pour laquelle des sujets porteurs d'ascaris ont reçu une dose d'ivermectine de 200μg/kg. 80% d'entre eux ne présentaient plus d'œufs dans leurs selles sept à quatorze jours après ce traitement, et les charges d'œufs étaient réduites de près de 95%.

Dans une étude menée en Haïti, les taux de réduction à cinq semaines du traitement étaient plus élevés encore.

Dans tous les cas, les résultats sont similaires à ceux obtenus après une ou trois prises d'albendazole.

La combinaison d'albendazole et d'ivermectine n'est pas plus efficace que chaque médicament utilisé seul [5].

Une étude fut menée à Bangui, menée sur 114 patients soit parmi les consultants du Laboratoire National de Biologie Clinique et de Santé publique (89 patients) soit parmi les hospitalisés (25 patients) du service de Médecine du Centre National Hospitalier et universitaire de Bangui.

L'âge moyen des patients est de 26,3 ans, avec des âges extrêmes de 5 et 70 ans. On compte 56 patients de sexe masculin et 58 patients de sexe féminin.

Sont exclus de l'étude les enfants de moins de 5 ans, les femmes enceintes ou allaitantes, les patients ayant déjà reçu un traitement anti-helminthique dans le mois précédent.

Pour chaque patient trois techniques coprologiques ont été utilisées simultanément : examen direct, technique de Kato permettant une numération de la charge parasitaire et la technique de Baermann modifiée.

L'ivermectine est prescrite en dehors des repas à 200μg/kg et sa tolérance a été appréciée par interrogatoire lors du premier contrôle.

Parmi les patients de l'étude, 145 helminthiases ont été diagnostiquées avec : 53 cas d'anguillulose, 44 cas d'ascaridiose, 30 cas d'ankylostomiase, 16 cas de schistosomiase et 2 cas de trichocéphalose.

Aucun patient traité n'a décrit d'effets secondaires après la prise d'ivermectine lors de l'interrogatoire mené lors du premier contrôle coprologique, sept jours après la prise d'ivermectine. Un second contrôle a été effectué quinze jours après le traitement.

En ce qui concerne l'ascaridiose, l'efficacité de l'ivermectine s'est révélée remarquable car elle atteint les 100% à la dose unique de 200μg/kg [59].

Un essai thérapeutique randomisé mené dans une zone rurale de Zanzibar a comparé l'efficacité d'une prise unique d'ivermectine de 200μg/kg à celle d'une cure de trois jours d'albendazole à 400mg par jour dans le traitement d'infection à *Ascaris lumbricoides* et autres nématodoses intestinales. Les deux molécules se sont révélées très efficaces contre *Ascaris lumbricoides* [41].

Une étude a suivi le taux d'infection par *Trichuris trichura* et *Ascaris lumbricoides* touchant les enfants vivant dans une communauté traitée par de l'ivermectine tous les trois mois sur une période un an.

Cette communauté est la population d'un village au sud du Cameroun, région géographique dans laquelle ces deux parasites sont hyper-endémiques.

Un examen parasitologique eut lieu avant chaque traitement. L'examen fut positif chez chaque enfant pour au moins l'une de ces deux parasitoses. Après le traitement par l'ivermectine, l'intensité de l'infection par *Ascaris lumbricoides* chuta rapidement au début du traitement puis demeura stable [49].

L'ivermectine est donc une molécule de choix dans le cadre du traitement de cette parasitose.

6. Ivermectine et trichocéphalose

6.1. Rappels sur la parasitose

6.1.1. Classification

Le parasite responsable est *Trichuris trichiura*,
Classe des Nématodes,
Superfamille des Trichuroidea.

6.1.2. Morphologie

L'adulte est un ver rosé à rougeâtre, les deux tiers antérieurs sont fins (diamètre de 1mm) et le tiers postérieur plus épais (diamètre de 3mm) et contient les organes génitaux.

Le mâle mesure 3cm et son extrémité postérieure est en forme de crosse, la femelle mesure 5cm et son extrémité postérieure est obtuse.

L'œuf présente une forme de citron, comporte un bouchon muqueux proéminent à chaque pôle. Il a une double coque : la coque externe est lisse et brune, la coque interne est jaune. Il mesure environ 55µm sur 25µm. Il est non embryonné à la ponte.

6.1.3. Cycle du parasite

Il s'agit d'un cycle direct dont l'hôte définitif est l'homme. Les vers adultes se situent au niveau du colon et du caecum, leur extrémité antérieure enfoncée dans les glandes, leur extrémité postérieure flottant dans la lumière.

Les vers sont hématophages, ils consomment environ 5µl de sang par ver et par jour. Les œufs sont éliminés avec les matières fécales.

La maturation et l'embryonnement de ces œufs ont lieu sur le sol en 3 semaines. La larve L1 reste dans l'œuf.

La contamination se fait par l'ingestion des œufs embryonnés par l'intermédiaire de l'eau de boisson, de crudités, de mains sales.

L'évolution larvaire a lieu au niveau de la muqueuse de l'intestin grêle en 2 à 3 semaines (stades L2, L3 et L4) puis il y a descente des larves le long du tube digestif et les adultes s'installent au niveau du colon.

Les vers vivent 5 à 10 ans, une femelle pond environ 30 000 œufs par jour.

6.1.4. Clinique

Les porteurs sains sont nombreux, la clinique dépend de la charge parasitaire.

1. <u>Phase d'invasion</u> : généralement silencieuse
2. <u>Phase d'état</u> :
- Charge de 1 à 10 vers : asymptomatique
- Charge de plusieurs dizaines de vers : troubles digestifs (douleurs coliques, diarrhées ou constipation, nausées, vomissements, anorexie) qui entraînent une perte de poids, et troubles nerveux (irritabilité et géophagie).
- Très forte infestation : envahissement complet du colon, très fortes quantités de selles, diarrhées profuses entraînant une déshydratation, douleurs abdominales, ténesme, hémorragies rectales, possibilité de prolapsus rectal.
- Complications : appendicite indépendante de la charge parasitaire, anémie hypochrome tardive par carence martiale si la charge parasitaire est très élevée et l'apport alimentaire en fer insuffisant.

6.1.5. Epidémiologie

Le réservoir de parasites est l'homme. C'est une parasitose cosmopolite, touchant surtout les pays chauds et humides.

L'embryonnement des œufs se fait sur le sol et leur survie est prolongée, il existe donc également un réservoir de parasites tellurique.

Les œufs sont éliminés avec les déjections humaines, on peut donc associer cette parasitose au péril fécal humain.

La contamination se fait par l'eau de boisson, les mains sales, les crudités souillées par des œufs embryonnés.

En France, on estime à 600 000 le nombre de sujets parasités mais leur charge parasitaire est en général faible.

Les œufs résistent 3 à 5 ans dans le milieu extérieur. Ils sont tués par l'ensoleillement direct et la dessiccation.

6.1.6. Traitement

Le traitement ne se justifie qu'en cas d'étiologie certaine. On utilise une chimiothérapie antiparasitaire :
- benzimidazolés : actifs sur les vers adultes, on utilise le flubendazole (Fluvermal® en cure de 3 jours) le mébendazole (Vermox® en cure de 3 jours à l'hôpital) et l'albendazole (Zentel®, traitement de 1 jour à l'hôpital).
- ivermectine

Dans tous les cas il faut faire un nouveau traitement 3 semaines plus tard car ces molécules sont inactives sur les larves.

Le suivi thérapeutique consiste en la vérification de l'absence de ponte après un mois.

6.2. Rôle de l'ivermectine dans le traitement de la trichocéphalose

Une étude a suivi le taux d'infection par *Trichuris trichiura* et *Ascaris lumbricoides* touchant les enfants vivant dans une communauté traitée par de l'ivermectine tous les trois mois sur une période un an.

Cette communauté est la population d'un village au sud du Cameroun, région géographique dans laquelle ces deux parasites sont hyper-endémiques.

Un examen parasitologique eu lieu avant chaque traitement. L'examen fut positif chez chaque enfant pour au moins l'une de ces deux parasitoses. Le traitement par l'ivermectine n'eut pas d'impact significatif sur l'intensité de l'infection par *Trichuris trichiura* [49].

Un essai thérapeutique randomisé mené dans une zone rurale de Zanzibar a comparé l'efficacité d'une prise unique d'ivermectine de 200μg/kg à celle d'une cure de trois jours d'albendazole à 400mg par jour dans le traitement d'infection à *Trichuris trichiuria* et autres nématodoses intestinales. L'infection à *Trichuris trichiuria* ne fut guérie que pour 11% des cas traités par l'ivermectine contre 43% des cas traités par l'albendazole [41].

L'ivermectine n'est donc pas recommandée en première intention dans de le traitement de la trichocéphalose.

7. Ivermectine et mansonellose

7.1. Rappels sur la parasitose

7.1.1. Définition et généralités

Ce sont des filarioses d'origine animales engendrées par les nématodes du genre *Mansonella* et qui peuvent se rencontrer chez l'homme. Ces filaires sont peu ou pas pathogènes mais doivent néanmoins être connues en raison de leur confusion possible avec les autres filaires humaines.

Quatre espèces peuvent se rencontrer chez l'homme.

La parasitose est transmise par la piqûre lors d'un repas sanguin de diptères du genre *Culicoides* et *Leptoconops*.

Le diagnostic repose sur la mise en évidence des microfilaire dans la peau pour *Mansonella perstans* et dans le sang pour les autres espèces.

Le traitement se fait par albendazole (Zentel®, Azol®) pour *Mansonella perstans* et par ivermectine (Stromectol®, Mectizan®) pour *Mansonella ozzardi* et *Mansonella streptocerca*.

7.1.2. Filariose cutanéo-dermique

Le parasite responsable est *Mansonella streptocerca*. Cette parasitose sévit en Afrique centrale et en Afrique de l'Ouest, les parasites vivent dans le derme.

La clinique se manifeste par un œdème et un éléphantiasis.

7.1.3. Filarioses séreuses

Les parasites responsables sont *Mansonella perstans, Mansonella ozzardi* et *Mansonella rodhaini.*

La parasitose due à *Mansonella perstans* sévit en Afrique tropicale et équatoriale et en Amérique du Sud. Les microfilaires sont présentes dans le sang, sans aucune périodicité. La clinique se caractérise par un œdème des paupières et des dermatites allergiques.

La parasitose due à *Mansonella ozzardi* sévit en Amérique centrale et du Sud. Les microfilaires sont présentes dans le sang à toute heure de la journée. La clinique se caractérise par des oedèmes, des adénopathies, des arthralgies et des éruptions cutanées prurigineuses.

La parasitose due à *Mansonella rodhaini* fut décrite récemment au Gabon.

7.2. Rôle de l'ivermectine dans le traitement de la mansonellose

7.2.1. Efficacité de l'ivermectine dans le traitement d'une filariose à *Mansonella perstans*

Une étude à comparé l'efficacité de six anti-helminthiques sur cette filariose.

Ainsi, six protocoles de thérapies anti-helminthiques différents furent administrés aux 165 sujets infectés par *Mansonella perstans* et inclus dans l'étude, et leurs effets sur la charge en microfilaires des patients furent évalués et comparés.

La diéthylcarbamazine permis de réduire la densité de microfilaires dans la majorité des cas, mais elle ne parvint pas à éliminer totalement la parasitose en une prise unique. Le mébendazole obtint une réponse similaire à celle de la diéthylcarbamazine. Le thiabendazole montra une légère mais significative activité contre *Mansonella perstans*. L'ivermectine et le praziquantel n'entraînèrent aucune modification de la charge en microfilaires des patients traités. Pour finir, le protocole le plus efficace s'avéra être la combinaison diéthylcarbamazine et mébendazole [53].

Une autre étude évalua l'effet d'une prise unique élevée d'ivermectine (600µg/kg) sur la microfilarémie de *Mansonella perstans* de sept patients consécutifs. Aucune diminution de la charge en microfilaires des patients ne fut enregistré au cours du suivi thérapeutique qui dura de 7 à 56 jours [63].

Une troisième étude étudia l'efficacité de l'ivermectine dans le traitement de patients onchocerquiens ayant une filariose à *Mansonella perstans* concomitante.

55 patients porteurs de ces deux parasitoses reçurent une prise orale unique soit d'ivermectine à la posologie de 100 ou 200µg/kg soit d'un placebo.

Comme attendu, la charge en microfilaires d'*Onchocerca volvulus* fut grandement diminuée rapidement après le traitement, mais il n'en fut pas de même pour les microfilaires de *Mansonella perstans*. Chez les patients ayant reçu le placebo, la charge de microfilaires de *Mansonella perstans* demeura stable du début de l'étude jusqu'à sa fin six mois plus tard. Chez les patients ayant reçu l'ivermectine, le taux de microfilaire chuta pour atteindre à peine 60% du taux mesuré avant traitement. Cette réduction partielle n'est probablement pas due à un effet microfilaricide de l'ivermectine mais plutôt à une distribution altérée des microfilaires dans le sang périphérique et à un éventuel réservoir de microfilaires [54].

7.2.2. Efficacité de l'ivermectine dans le traitement d'une filariose à *Mansonella streptocerca*

L'effet à long terme d'une prise unique d'ivermectine de 150μg/kg sur les microfilaires de *Mansonella streptocerca* fut étudié en Uganda.

Avant le traitement, la moyenne de la densité de microfilaires sur les 93 personnes infectées était de 2,4 microfilaires par milligramme de peau. Un an après le traitement, 43 personnes avaient une microfilarémie négative, et la moyenne de la densité de microfilaire était descendue de manière significative à 0,7 microfilaire par milligramme de peau.

On en déduit que l'ivermectine est très efficace contre *Mansonella streptocerca*, et une dose unique entraîne une diminution importante de la parasitémie.

En Afrique, l'ivermectine étant utilisée dans le cadre de traitements de masse contre l'onchocercose, les patients devraient également connaître une diminution significative du taux de porteurs de *Mansonella streptocerca* [22].

Toujours en Uganda, une étude évalua l'effet à court terme d'une prise unique d'ivermectine à 150μg/kg sur *Mansonella streptocerca*, dans une zone géographique où cette parasitose est endémique (mais dans laquelle l'onchocercose ne l'est pas).

Six et douze jours après la prise d'ivermectine, aucune microfilaire ne fut détectée chez 53 des 96 patients vivant dans trois villages différents, et la moyenne de la densité de microfilaires avait chuté de 60 à 67% par rapport à la moyenne avant traitement. Cette réduction est hautement significative.

Des examens immunohistologiques de la peau des patients ont montré des microfilaires dégénérées et désintégrées entourées de polynucléaires éosinophiles activés, de macrophages et de polynucléaires neutrophiles au jour 6 après le traitement.

Les auteurs de l'étude ont conclu que l'ivermectine a une forte activité contre *Mansonella streptocerca*.

Aucun effet secondaire grave ne fut enregistré sur les 700 patients inclus dans l'étude, le plus courant fut une augmentation du prurit initial [21].

7.2.3. Conclusion

Ces études montrent que *Mansonella perstans* est beaucoup plus réfractaire à l'ivermectine que les autres filaires humaines mais d'autres ont montré que des prises d'ivermectine répétées tous les trois mois permettaient d'abaisser progressivement la charge en microfilaires.

En ce qui concerne *Mansonella streptocerca*, l'ivermectine a une efficacité marquée et prolongée sur les charges microfilariennes.

Un effet à très long terme a également été observé, après une dose unique de 6mg, sur la microfilarémie à *Mansonella ozzardi*.

8. Ivermectine et gale

8.1. Rappels sur la parasitose

8.1.1. Classification

Le parasite est *Sarcoptes scabiei var. hominis,*
Embranchement des arthropodes,
Sous-embranchement des Chélicérates,
Classe des Arachnides,
Famille des Sarcoptidae,
Genre *Sarcoptes.*

8.1.2. Morphologie

Les adultes mesurent 350μm pour les femelles, 250μm pour les mâles. Ils ont un corps ovale et leur couleur varie en fonction du milieu où ils se trouvent. Ce sont des octopodes, leurs pattes sont rudimentaires. Ils se nourrissent de débris cellulaires.
Les œufs mesurent environ 150μm.

8.1.3. Cycle du parasite

Dans ce cycle, l'homme est à la fois hôte intermédiaire et hôte définitif.
La femelle adulte creuse un sillon au niveau de la couche cornée de l'épiderme, sa vitesse est d'environ 2mm par jour.
Elle pond quotidiennement 2 à 5 œufs, soit un total d'une centaine d'œufs pour une femelle, qui vit un à deux mois.
Au bout de trois à quatre jours, l'œuf donne une larve hexapode qui parcourt le sillon déjà creusé et gagne la surface cutanée.
La larve s'installe alors dans une logette cutanée, dans laquelle est évolue en une nymphe octopode en seize jours.
Cette nymphe devient adulte en un mois environ.
La fécondation des femelles a lieu vers le un peu plus d'un mois plus tard, elle est suivie de la formation de nouveaux sillons.
D'œuf à œuf, la durée du cycle est d'environ huit semaines.

8.1.4. Clinique

Bien que l'évolution de la gale humaine semble stable depuis le début des années 1980, l'augmentation du nombre de personnes immunodéficientes, soit thérapeutiques soit acquises, a contribué à l'émergence d'une forme particulière de la maladie chez ces patients : la gale croûteuse. L'équilibre hôte-parasite est lié au statut immunitaire du sujet.

Lors de la gale simple, seule une dizaine de sarcoptes est détectée. Lors d'une gale croûteuse, l'équilibre du statut immunitaire est rompu et le nombre de sarcoptes sur un sujet peut dépasser le millier, rendant le patient extrêmement contagieux.

La gale se caractérise, chez les personnes immunocompétentes, par un prurit intense surtout nocturne d'autant plus évocateur qu'il atteint l'entourage du patient. Les lésions se caractérisent notamment par la présence de nodules scabieux (organes génitaux masculins, aisselles, scrotum, périnée ou région ombilicale), chancre scabieux chez l'homme, eczéma des mamelons chez la femme. La tête et le cuir chevelu sont épargnés, sauf chez le nourrisson où la plante des pieds peut aussi être touchée.

Les lésions sont caractéristiques (bien que difficile à repérer chez les personnes ayant une bonne hygiène) avec des sillons (ils nécessitent un examen attentif) et des vésicules perlées.

Les patients immunodéficients présente une gale atypique ou gale croûteuse, hyperkératosique. Les lésions sont polymorphes et peuvent évoquer n'importe quelle pathologie dermatologique. Le prurit peut être absent malgré le nombre très élevé de sarcoptes. Les lésions peuvent siéger sur n'importe quelle partie du corps, y compris la tête, la nuque et le cuir chevelu.

Les lésions, le plus souvent croûteuses, fourmillent de sarcoptes et sont hautement contagieuses, nécessitant l'isolement du patient pour éviter l'épidémie.

8.1.5. Epidémiologie

C'est une maladie familiale, cosmopolite, très contagieuse. Le réservoir de parasites est l'homme.

La contamination se fait dans la grande majorité des cas de manière directe, peau contre peau. Les contacts intimes étant les plus favorables, la gale est considérée comme une maladie sexuellement transmissible.

Elle touche surtout les collectivités à bas niveau social, et apparaît lors de mouvements de population entraînant la promiscuité.

On observe une recrudescence l'hiver.

8.1.6. Traitement

- Schéma thérapeutique usuel, traditionnellement utilisé : prendre un bain tiède le soir et appliquer le produit acaricide externe (voir ci-après) après avoir séché. Le laisser agir 12 à 24 heures. Eventuellement, une seconde application est possible après une semaine. Il faut désinfecter le linge et la literie.

- Médicaments acaricides externes :
  1) benzoate de benzyle (Ascabiol®)
  2) clofénotane (Benzochloryl®)
  3) pyréthrinoïde (Sprégal®)
  4) lindane (Elénol®, Scabécid®, Elentol®, Aphtiria®)
  5) perméthrine

- Ivermectine : médicament acaricide par voie générale, l'ivermectine (Stromectol®) a une AMM pour cette indication depuis 2001.

8.2. Rôle de l'ivermectine dans le traitement de la gale sarcoptique

8.2.1. Introduction

En 1987, les auteurs d'un essai utilisant l'ivermectine contre placebo dans une campagne contre la cécité des rivières (*O. volvulus*) notèrent une diminution du nombre d'enfants infestés par *Pediculus capitis* dans le groupe traité par l'ivermectine. De même, un essai contre *Wuchereria bancrofti* a montré une bonne réponse clinique chez patients atteints de gale après traitement par ivermectine.

S'appuyant sur le peu de différence morphologique entre le sarcopte des animaux et *Sarcoptes scabiei hominis* ainsi que sur la bonne tolérance lors des traitements contre *O. volvulus*, de nombreux essais ont été menés sur l'homme atteint de gale, jusqu'à obtenir l'AMM pour cette indication en 2001.

8.2.2. Efficacité clinique contre le sarcopte par voie dermique

M.Y.M. Youssef *et al.* (1995) ont réalisé un essai, incluant 50 patients atteints d'une gale simple afin d'étudier l'effet de l'application dermique d'ivermectine sur les ectoparasitoses humaines

A J0, après un bain chaud et un séchage efficace, les patients s'appliquaient 15 à 25 ml d'une solution hydro-alcoolique à 0,8% d'ivermectine sur le corps.

A J5, 50% des patients souffrant encore de démangeaisons, une deuxième application a été effectuée. Cependant les tests parasitologiques réalisés ce même jour se sont avérés négatifs. Les auteurs de l'essai ont conclu que les démangeaisons résultaient d'une intolérance aux substances émises par les parasites morts . Après la seconde application, aucune nouvelle démangeaison n'est apparue et aucune rechute n'a été constatée dans les mois qui ont suivi le traitement.

L'ivermectine en application cutanée semble donc être une alternative intéressante aux autres traitements scabicides, une application étant suffisante à l'obtention d'un résultat optimal.

Concernant les gales croûteuses, l'application dermique semble inefficace sur les lésions hyperkératinisées [67].

8.2.3. Efficacité clinique contre la gale simple par voie orale

- **Efficacité de l'ivermectine comparée à celle du lindane**

Chouela *et al.* (1999) ont comparé l'administration orale d'ivermectine à l'application cutanée de lindane. Cette étude randomisée en double aveugle regroupait 53 patients présentant des signes cliniques et parasitologiques compatibles avec ceux de la gale.

Les patients recevaient soit une dose unique orale d'ivermectine (150-200µg/kg) et une solution placebo pour application cutanée, soit une application d'une solution de lindane à 1% et un placebo *per os*.

Cette étude a mis en évidence une efficacité comparable des deux traitements, pour une utilisation plus simple de l'ivermectine [11].

Une étude a comparé l'efficacité de l'ivermectine administrée oralement avec l'efficacité l'application locale d'une solution de lindane à 1%. Deux cents patients atteints de gale furent ainsi répartis en deux groupes. L'un de ces groupes reçut une dose unique de 200µg/kg d'ivermectine par voie orale et l'autre groupe dut appliquer la lotion de lindane et la laisser agir toute la nuit. Les patients furent examinés après 48 heures, deux semaines et quatre semaines. Au bout des quatre semaines, 82,6% des patients traités par ivermectine présentèrent une réelle amélioration de leur pathologie, contre seulement 44,4% des patients traités au lindane. Les auteurs sont d'accord sur le fait que l'ivermectine est d'une grande facilité d'administration et que par conséquent son observance est bien supérieure à celle du lindane [40].

- **Efficacité de l'ivermectine comparée à celle du benzoate benzyle**

De même, un essai randomisé en aveugle, concernant 44 patients polynésiens souffrant d'une gale simple a comparé l'ivermectine orale (100µg/kg) en dose unique versus une application de benzoate de benzyle 10%.

Les résultats obtenus montraient 48% de rémission chez les patients ayant reçu le benzoate de benzyle, contre 70% dans le groupe ayant reçu l'ivermectine, cependant la différence était statistiquement non significative entre les deux traitements [30].

Une étude a comparé l'efficacité d'une dose orale et unique d'ivermectine à 200µg/kg à celle d'une application locale d'une solution de benzoate benzyle à 25% et d'un savon de monosulfiram sur 210 patients atteints de gale agés de 5 à 65 ans. Les sujets présentant des lésions persistantes après deux semaines reçurent une deuxième administration du traitement. Toutes les lésions disparurent après deux semaines chez 79% des sujets traités par ivermectine contre 59% des sujets traités de manière locale. Après quatre semaines, les résultats furent respectivement de 95% pour le groupe de l'ivermectine et de 86% dans le groupe du traitement local. L'ivermectine se montra donc plus efficace et d'action plus rapide que le traitement local [56].

Un essai randomisé et contrôlé fut mené au Vila Central Hospital, au Vanuatu. Cent dix enfants agés de six mois à 14 ans reçurent soit de l'ivermectine par voie orale (200µg/kg) soit un traitement local composé d'une lotion de benzoate benzyl à 10%. L'examen des patients eut lieu trois semaines après l'administration du traitement. Les auteurs de l'essai ont évalué le nombre de lésion, leur aspect et le prurit. Ils ont également pris en compte la réaction de la peau au traitement et autres effets secondaires. Les deux traitements eurent à peu près la même efficacité, la même tolérance, sauf des réactions cutanées locales induites uniquement par le traitement local. L'ivermectine présente donc une efficacité équivalente à celle du traitement local, une meilleure tolérance et bien sûr une administration bien plus aisée [9].

- **Efficacité de l'ivermectine comparée à celle de la perméthrine**

Une seule étude publiée compare l'efficacité de l'ivermectine orale à celle de la perméthrine par traitement local. Les patients furent répartis en deux groupes, l'un des groupes reçu une dose unique d'ivermectine de 200µg/kg, l'autre groupe fut traité avec une solution de perméthrine à 5%.

A la fin de la première semaine, moins de patients répondaient à l'ivermectine qu'à la perméthrine. A la fin de la deuxième semaine, les patients qui n'avaient pas répondu à leur traitement (12 dans le groupe traité par l'ivermectine et 1 dans celui traité par la perméthrine) reçurent une deuxième administration.

A la fin des quatrième et huitième semaines, tous les patients étaient guéris sauf deux d'entre eux appartenant au groupe traité par ivermectine.

Ces résultats n'étaient pas statistiquement significatifs mais l'étude conclut à une supériorité d'un traitement local unique par la perméthrine à celle d'une dose unique d'ivermectine [62].

- **Essais ouverts**

P.Marty *et al.* (1994) ont également décrit le cas suivant : suite à l'hospitalisation d'un patient souffrant d'une gale croûteuse, une épidémie de gale s'est déclarée dans le service accueillant le patient. Cinquante-trois individus ont alors reçu deux doses d'ivermectine (150-200μg/kg) à une semaine d'intervalle. Quelques heures après la première prise, 20 d'entre eux (38%) se sont plaints d'un prurit intense qui disparu en quelques jours. Toutes les personnes traitées ont guéri et aucune rechute n'a été constatée dans les deux mois suivants [42].

En Italie, une étude regroupa six patients (quatre hommes et deux femmes, âgés de 35 à 58 ans) souffrant de gale sévère contractée lors d'un voyage à l'étranger. Ces patients présentaient des manifestations nodulaires accompagnées d'eczéma secondaire. La plupart d'entre eux avaient initialement subi un mauvais diagnostic et donc un traitement inadapté. Aucun de ces patients n'avait reçu de traitement contre la gale dans le mois précédent l'essai.

Chaque patient reçut une dose orale de 200μg/kg. Cette administration fut répétée une semaine plus tard pour les cas les plus sévères.

Les patients furent examinés chaque semaine après avoir reçu la première dose d'ivermectine.

Le traitement se révéla extrêmement efficace, en particulier concernant le prurit. Les manifestations nodulaires diminuèrent progressivement au fil des examens cliniques. La guérison complète fut observée pour cinq des six cas dans les quatre semaines qui suivirent la première administration d'ivermectine.

Le sixième cas était le plus sérieux. Il s'agissait d'un homme de 58 ans souffrant d'un prurit psychologiquement débilitant depuis trois mois malgré une un prise de corticoïdes par voie systémique depuis 45 jours. Pour l'essai il reçu la même dose d'ivermectine que les autres patients et interrompit son traitement par corticoïdes. Au premier examen clinique, il mentionna une diminution du prurit et une augmentation de son eczéma, cette dernière certainement due à l'arrêt des corticoïdes. Le patient eut besoin d'une deuxième dose d'ivermectine une semaine plus tard. Durant les semaines suivantes, l'eczéma et les lésions nodulaires régressèrent progressivement. Après quinze jours de traitement, le patient continuait à se plaindre d'insomnie alors que son prurit avait fortement diminué. Il reçut alors un traitement d'anti-histaminiques et de benzodiazépines. Quatre semaines plus tard, les examens parasitologiques étaient négatifs, le patient était considéré guéri [45].

Une étude s'est intéressée à l'éventuelle utilisation de l'ivermectine dans le traitement de la gale au sein de l'univers carcéral. Un total de 123 patients vivants donc dans un environnement restreint et contaminé furent examiné afin d'évaluer la gravité clinique de leur atteinte par Sarcoptes scabiei, ceci avant (78% des détenus étaient contaminés) et après avoir reçu 200μg/kg d'ivermectine par voie orale, deux fois à sept jours d'intervalle. Une évaluation de l'efficacité du traitement eut lieu 15 jours après : 91% des détenus contaminés étaient guéris et la prophylaxie également s'avéra efficace car aucun détenus ne fut contaminé pendant l'étude. L'ivermectine s'est donc révélée adaptée au traitement de la gale dans un lieu carcéral [50].

Pour terminer, afin déterminer un traitement non dangereux et efficace pour les patients atteints à la fois du virus du VIH et le la gale, 39 patients correspondant à ces critères furent traités de 3 façons différentes :
- le premier groupe reçut un traitement local composé d'une solution de benzoate benzyle
- le deuxième groupe reçut une dose unique d'ivermectine par voie orale
- le troisième groupe reçut l'association des deux traitements précédents.
Les résultats montrèrent que les monothérapies montraient des résultats satisfaisants dans les cas de gale simple et modérée, mais se révélèrent insuffisantes en ce qui concerne les cas de gales sévère et croûteuse.
En revanche, l'association ivermectine et benzoate benzyl se révéla très efficace et n'entraîna pas d'effets secondaires notables. Cette combinaison représente donc le traitement de choix des gales compliquées chez les patients immunodéficients [2].

8.2.4. Efficacité clinique contre la gale compliquée par voie orale

De nombreux essais ont été réalisés avec l'ivermectine, notamment concernant les gales compliquées, surtout chez les patients souffrant d'immuno-suppression. Lors de ces études, l'ivermectine était administrée en dose unique, à raison de 170-200μg/kg, avec éventuellement une deuxième administration (voire une troisième) selon la gravité des lésions et l'évolution de la maladie après la première administration. L'ivermectine s'est révélée d'une grande utilité dans le traitement des gales compliquées.

E.L. Corbett *et al.* ont décrit le cas d'un patient VIH séropositif, admis pour une gale croûteuse. Après plusieurs semaines de traitements infructueux par scabicides classiques (benzoate de benzyle et perméthrine) le patient a reçu une dose unique d'ivermectine associée à des topiques kératolytiques. La guérison a été obtenue en quelques jours [16].

Deux patients infectés par le virus du sida, de 30 et 72 ans, tous deux au stade C3 de la classification CDC, ont été traités pour gale croûteuse persistante depuis 4 semaines et gale persistante à plusieurs traitements consécutifs (benzoate de benzyle) respectivement.

Dans le premier cas , le patient a reçu deux doses d'ivermectine (200µg/kg) séparées d'une semaine ; après un prurit intense à J1, les symptômes ont disparu progressivement et à J7, les examens parasitologiques étaient négatifs. Aucune récurrence n'a été observée dans les trois mois de suivi.

Dans le second cas, la patiente a reçu une dose unique d'ivermectine (200µg/kg) ; les lésions ont disparu progressivement et aucun parasite vivant n'a été retrouvé à J5 ni aucune récurrence dans les deux mois de suivi [20].

Un essai ouvert fut construit dans lequel l'ivermectine était administrée à la dose orale unique de 200µg/kg à 11 patients porteurs de gale, et à 11 patients infectés par le VIH également porteurs de gale, 7 d'entre eux ayant développé un SIDA.

Tous les patients avaient subi une biopsie cutanée montrant la présence d'un sarcopte. Les patients ont été réexaminés et à nouveau biopsés quatre semaines après le traitement. Aucun d'entre eux n'avait utilisé de scabicide, ni dans les trente jours précédent le traitement, ni dans les quatres semaines qui l'ont suivi.

Quatre semaines après le traitement aucun des patients non porteurs du VIH n'avait de gale. Parmi les 11 patients porteurs du VIH, 8 sur 11 étaient également guéris après une seule dose d'ivermectine. Deux d'entre eux ont reçu une seconde dose d'ivermectine deux semaines après la première. Au terme de quatre semaines ils étaient également guéris. Au total 10 sur 11 des patients porteurs du VIH étaient guéris de leur gale quatre semaines après une dose unique d'ivermectine.

Les auteurs en ont conclu que l'ivermectine, administrée en dose orale unique, est efficace sur la gale des sujets bien portants, ainsi que sur la plupart des gales des sujets infectés par le VIH [43].

On a rapporté le cas d'un homme de 42 ans atteint du virus du VIH au stade Sida présentant des lésions hyperkératosiques cutanées diagnostiquées comme dues à une gale compliquée. Ce patient fut d'ailleurs le point de départ d'une affection nosocomiale dans l'établissement dans lequel il était hospitalisé. Il fut traité avec succès par l'association d'un traitement local (crème de permethrine à 5% et agents kératolytiques) et d'ivermectine par voie orale [33].

Les cas de deux enfants immunodéficients, agés de 4 et 12 ans, atteints de gale croûteuse, furent traités avec succès par une dose unique d'ivermectine par voie orale à 200µg/kg. L'un de ces deux enfants souffrait d'un déficit en cellules T d'origine inconnu diagnostiqué dans son enfance, l'autre souffrait d'un candidose muco-cutanée. Les deux enfants n'avaient pas répondu au traitement local traditionnel. L'ivermectine peut donc être considérée comme le traitement de choix des gales compliquées chez les enfants [48].

On rapporte le cas d'un homme de 63 ans atteint d'une leucémie entraînant un déficit en cellules T dont la gale croûteuse fut soignée avec succès par une prise orale d'ivermectine. Cet homme avait été traité précédemment par de l'étoposide, de la prednisolone et du sobuzoxane par voie générale. Lorsqu'il développa la gale, il reçut deux doses de 200µg/kg d'ivermectine par voie orale, en association avec l'application locale d'une lotion contenant 30% de benzyl benzoate. L'ivermectine se révéla un traitement de choix des gales compliquées [66].

Conclusion

Bien que les traitements locaux standards de la gale soient efficaces sur la plupart des patients, l'ivermectine peut jouer un rôle important dans des cas de gale résistante à ces traitements ou lorsque que l'application d'une lotion scabicide de la tête au pied est difficile et rend l'observance du traitement mauvaise, notamment en cas de survenue de la gale dans une collectivité.

On favorise également l'ivermectine par voie orale lorsque les patients présentent un eczéma secondaire, car dans ce cas les traitements locaux peuvent s'avérer irritants.

De plus l'ivermectine montre une meilleure efficacité sur les lésions nodulaires persistantes que les traitements externes standards.

Les patients immunodéficients atteints de gale croûteuse ont des taux de parasites très élevés et doivent eux aussi bénéficier des administrations orales d'ivermectine.

Quelques auteurs recommandent des traitements locaux et oraux concomitant afin d'atteindre les zones croûteuses, ce qu'un traitement par voie systémique seul ne permet pas toujours.

Les solutions d'ivermectine à appliquer localement existent également mais ont fait l'objet de très peu d'études.

En cas de gale commune, le traitement consiste en une prise unique de 200μg/kg. L'ivermectine ayant probablement un effet limité sur les œufs, un contrôle sera effectué 15 jours après. Si l'on observe alors des parasites ou de nouvelles lésions, un second traitement sera administré. Même si le traitement est efficace, le prurit et les lésions initiales peuvent ne disparaître que deux semaines après la prise de Stromectol®.

Chez les patients atteints de gale profuse ou gale croûteuse, le traitement sera toujours à 200μg/kg mais pourra être renouvelé à une ou deux semaines intervalle. Les chances de guérison sont également augmentées avec l'application concomitante d'un traitement scabicide local.

Dans tous les cas il est impératif de traiter les sujets contacts et de désinfecter le linge et la literie afin d'éviter les réinfestations.

Pour finir, notons l'existence récemment signalée de cas de résistance de *Sarcoptes scabiei* à l'ivermectine, cas signalés en Australie [5 ; 34].

9. Ivermectine et démodécie

9.1. Rappels sur la parasitose

9.1.1. Classification

Le genre *Demodex* appartient à l'embranchement des arthropodes, classe des arachnidés, ordre des acariens et famille des démodécies. Plus de 65 espèces ont été répertoriées depuis la première description par Henle en 1871. Chaque espèce est spécifique vis-à-vis de son hôte.

Chez l'homme deux espèces ont été décrites : *Demodex folliculorum*, le plus courant, retrouvé exclusivement au niveau de l'infundibulum folliculaire de la face, et *Demodex brevis*, plus petit, vivant dans les glandes sébacées surtout thoraciques. Il se nourrit de cellules épithéliales et de sébum. Ce parasite est présent chez tous les individus de façon asymptomatique à n'importe quel âge, sauf chez le nouveau-né. Le nombre de porteurs sains augmente avec l'âge.

9.1.2. Morphologie

Au stade adulte, *Demodex folliculorum* a un aspect allongé et vermiforme, il mesure 0,3 à 0,4 mm. La partie antérieure porte un rostre court avec quatre paires de pattes rudimentaires, la partie postérieure est striée et représente l'abdomen.

9.1.3. Cycle du parasite

Demodex est un saprophyte obligatoire de la peau, localisé au niveau des ostium des follicules pilo-sébacés des zones séborrhéiques. Il peut se multiplier et devenir pathogène dans certaines conditions que sont l'hyperséborrhée, l'abus de cosmétiques, le terrain débilité ou la modification de l'état immunitaire.

Tout le cycle se passe au niveau cutané, en 2 à 4 semaines de temps. La contamination se fait par contact étroit avec un hôte porteur.

9.1.4. Clinique

Son rôle dans les dermites péri-orale et cortisonique et dans certaines folliculites est discuté. Certains auteurs incriminent une sensibilisation à *Demodex*, surtout dans la forme granulomateuse de la rosacée. Les symptômes sont en rapport avec une réaction immunologique anormale avec sensibilisation à ces acariens, beaucoup plus qu'avec une réaction toxique.

Plusieurs cas de démodécies ont été décrits dans les deux sexes, chez des enfants ou des adultes immunocompétents, chez des diabétiques, chez des individus sous chimiothérapie pour cancer ou leucémie, ou présentant un syndrome d'immunodéficience acquise.

L'infestation par *Demodex* chez l'homme se manifeste par des lésions de folliculite, de petites plaques érythémateuses parfois croûteuses, avec ou sans papulo-pustules. Elles prédominent au visage et siègent sur les joues, les sillons naso-géniens, le front et le menton. On les retrouve plus rarement sur le cuir chevelu ou le thorax. Il n'y a ni téliangectiasies, ni bouffées vaso-motrices. Le prurit est constant.

D'autres formes ont été décrites, telles une éruption papulo-pustuleuse, une rosacée simple et surtout une rosacée granulomateuse avec des papules jaunâtres infiltrées chez la femme entre 20 et 50 ans.

Des blépharites chroniques résistant aux traitements classiques et entretenues par les corticoïdes locaux ont été observées.

9.1.5. Traitement

- Moyens thérapeutiques locaux :
    1. Crotamiton crème à 10% Eurax®
    2. Lindane à 1% en crème fluide Scabécid® (n'est plus commercialisé en France)
    3. Perméthrine crème à 5% Nix® (non disponible en France)
    4. Métronidazole topique à 1 ou 2% préparation magistrale
    5. Benzoate de benzyle à 10% Ascabiol® (actif mais très irritant donc abandonné)

- Moyens thérapeutiques par voie orale :
    1. Métronidazole par voie orale Flagyl®
    2. Ivermectine Stromectol®

9.2. Rôle de l'ivermectine dans le traitement de la démodécie

Le *Demodex* devient pathogène chez l'homme uniquement dans certaines conditions et notamment en cas de déficit immunitaire.

Trois cas de démodécie chez des patients atteint du virus de l'immunodéficience humaine ont été rapportés. Pour deux d'entre eux étaient très importante, et les trois cas furent guéris par l'ivermectine en prise unique à 200 µg /kg [14].

Le cas d'un homme de 56 ans porteur du virus du Sida présentant une atteinte de la face par *Demodex*, développée deux mois après l'initiation d'une thérapie anti-rétrovirale très active, est également décrit. Cette infection fut confirmé par examen parasitologique et répondit de manière très satisfaisante à un traitement associant de l'ivermectine par voie orale de la perméthrine en crème [4].

Un homme de 32 ans présentait une atteinte semblable à une rosacée au niveau du visage et des paupières. Le problème dermatologique était présent depuis 4 ans et avait résisté aux multiples tentatives thérapeutiques. Un examen histologique d'une biopsie cutanée du patient révéla la présence de très nombreux *Demodex*. Le patient reçu une administration orale d'ivermectine de 200 µg/kg ainsi qu'une application locale de perméthrine, sa guérison fut rapide et complète [24].

Un garçon de six ans recevant une chimiothérapie en traitement d'une leucémie présenta un érythème accompagné d'une folliculite de la face. La pathologie empirait malgré l'usage de corticoïdes locaux. Un examen histologique révéla une forte infestation par *Demodex folliculorum*. L'enfant fut traité par l'association de perméthrine en application locale et d'ivermectine par voie orale (4 doses administrées sur 6 semaines). L'éruption faciale se résorba complètement en 3 mois après l'initiation du traitement [17].

Un homme originaire du Laos, infecté par le VIH et traité pour une tuberculose, présentait une éruption prurigineuse de la face et du sternum. Un examen histologique confirma le diagnostic de démodécie. La guérison clinique fut obtenue après 2 prises d'ivermectine par voie orale à un mois d'intervalle [15].

10. Ivermectine et pédiculose de la tête

10.1. Rappels sur la parasitose

10.1.1. Classification

Pediculus humanus, var. *capitis*
Sous embranchement des Antennates ou Mandibulates,
Classe des insectes,
Ordre des Anoploures,
Genre *Pediculus*.

10.1.2. Morphologie

Les adultes sont aplatis dorso-ventralement, de couleur variable selon la couleur des cheveux du porteur, présentent de fortes pinces, sont hexapodes et ne portent pas d'ailes. Ils mesurent environ 2mm.

Leurs œufs, d'environ 0,8mm, sont des grains bruns fixés à la racine du cheveux en contact avec le cuir chevelu ; on les appelle les lentes. Après éclosion, les enveloppes vides des lentes restent accrochées au cheveux et prennent l'apparence de pellicules blanches.

10.1.3. Cycle du parasite

Dans ce cycle, l'homme est à la fois hôte définitif et hôte intermédiaire. Les poux sont des parasites permanents de la surface cutanée de l'homme.

Tous les stades, sauf le stade œuf, de l'évolution du parasite sont hématophages et prennent un à deux repas par jour, chaque repas dure environ trente minutes.

La femelle pond cinq à dix œufs par jour et vit un mois, soit une moyenne de deux cents à trois cents œufs par femelle.

Les larves éclosent au bout de huit à quatorze jours et deviennent adultes en quinze jours. Les adultes s'accouplent quelques heures après leur dernière mue.

On compte environ un mois d'œuf à oeuf, un poux vit en moyenne trente à quarante jours.

10.1.4. Clinique

La parasitose se situe au niveau du cuir chevelu, touche toute la surface capillaire.

Le principal signe est un prurit permanent causé par les morsures et les déplacements des parasites lors des repas sanguins. Il n'existe pas d'immunité à la pédiculose.

Les poux de tête ne transmettent pas de maladie infectieuse dans les conditions de vie et d'hygiène actuelles dans nos pays, ils sont néanmoins susceptibles de transmettre des maladies infectieuses comme le typhus.

10.1.5. Epidémiologie

La pédiculose de la tête est une parasitose cosmopolite, strictement humaine, le réservoir de parasites est donc l'homme.

La température optimale de vie d'un pou se situe entre 28 et 30°C, les poux quittent donc les fiévreux et les cadavres.

Le pou marche difficilement, il ne vole pas, ne saute pas et nage mal mais flotte, la contamination se fait donc par contact direct (de chevelure) ou indirect (peignes, brosses, chapeaux, écharpes...).

10.1.6. Traitement

On utilise des produits pédiculicides externes :
- DDT : abandonné car apparition de résistances
- Lindane (Elentol®, Aphtiria®, Scabecid®)
- Pyréthrines et pyréthrinoïdes (Parasidose®, Para spécial poux®, Pyréflor®, Heldis®, Itax®, Nix®...)

Les principes actifs peuvent être remplacés par des additifs comme l'acide acétique.

Les formes galéniques sont diverses : lotions, gels, sprays et aujourd'hui notamment les huiles qui tuent les poux par noyade (Paranix®, Pouxit®...) L'action sur les lentes est faible, il faut donc une deuxième application une semaine plus tard.

Le protocole est fastidieux : couper les cheveux longs, imprégner les zones parasitées en évitant le contact avec les yeux et les muqueuses, rincer en respectant les temps de contact puis passer le peigne fin pour éliminer les lentes. Il faut bien sûr désinfecter tout le linge et la literie afin d'éviter une réinfestation. Tout l'entourage familial et scolaire sera également traité.

L'autre thérapeutique possible est l'ivermectine.

10.2. Rôle de l'ivermectine dans le traitement de la pédiculose de la tête

On a montré qu'une prise unique d'ivermectine de 200µg/kg entraîne une diminution significative du nombre d'adultes et de stades jeunes du parasite ainsi que du prurit associé. Néanmoins une seconde administration du traitement dix jours après le premier est nécessaire pour éviter une réinfestation par les parasites qui étaient contenus dans les lentes lors de la première administration.

Au niveau communautaire, le protocole décrit ci-dessus entraîne une baisse importante de la prévalence de la pédiculose.

L'application locale d'ivermectine a également été testée avec des résultats satisfaisants.

La place de l'ivermectine dans le traitement de la pédiculose de tête nécessite néanmoins d'être précisée, aucune recommandation officielle n'a encore été publiée.

L'ivermectine a également été utilisée avec succès dans le traitement de la parasitose par *Phthirus pubis* [5].

11. Ivermectine et myiases

11.1. Rappels sur la parasitose

11.1.1. Généralités sur les myiases

Le mot myiase vient de Muia qui signifie mouche et iasis qui signifie maladie.

Cette parasitose est due à des larves de mouches non piqueuses (diptères à métamorphoses complètes). Elles sont souvent accidentelles chez l'homme et le plus souvent exotiques.

Les mouches mènent généralement une vie libre. Les femelles pondent des œufs qui donnent des larves L1 (asticot) qui pénètrent activement ou passivement chez l'hôte.

Ces larves peuvent effectuer des migrations complexes et aboutissent, après un temps variable, au point d'émergence sous la forme L3. La larve L3 sort, la pupaison s'effectue sur le sol et donne un adulte libre.

Les myiases se rencontrent le plus souvent chez les animaux, on ne les trouvent chez l'homme que dans des conditions particulières : mauvaise hygiène, mauvais état général, contact avec les animaux, vie à l'extérieur, ...

Les larves détruisent les tissus sains ou putréfiés pour se nourrir.

11.1.2. Morphologie générale des stades larvaires

Les stades L1, L2 et L3 se caractérisent par un aspect vermiforme allongé, conique ou ovalaire, une couleur blanchâtre, une cuticule ornée de protubérance ou d'épines, l'absence d'extrémité céphalique, mais avec une extrémité antérieure plus pointue et comportant une armature buccale compliquée. Ils sont en général composés de 12 segments, avec un squelette interne au niveau des premiers segments. Leur appareil respiratoire est constitué de stigmates et de trachées auxquels il faut ajouter la possibilité d'une respiration transcutanée.

11.1.3. Classification clinique des myiases

1. Myiases sous-cutanées et cutanées :
- furonculeuses : *Dermatobia hominis, Cordylobia anthropophaga, Hypoderma*
- ambulatoires : *Hypoderma bovis, Hypoderma diana*
- rampantes : *Gasterophilus, Hypoderma*
2. Myiases des cavités de la face :
- nasales : *Oestrus ovis, Rhinoestrus*

- oculaires externes, internes antérieures et postérieures.
  3. <u>Myiases des plaies :</u> *Cochliomyia hominivorax, Chryzomia, Wohlfahrtia, Lucilia, Calliphora.*
  4. <u>Myiases des conduits naturels :</u> au niveau de l'intestin, de l'anus, du vagin.
  5. <u>Myiases superficielles :</u> myiases des plis, larves hématophages de *Auchmeromyia.*
  6. <u>Myiases généralisées</u>

11.1.4. Principales myiases sous-cutanées et cutanées

1. <u>*Dermatobia hominis*</u> (Ver torcel, Ver macaque)

On rencontre cette parasitose en Amérique tropicale.

Il s'agit d'une mouche bleue de 2 cm environ. L'adulte femelle pond sur l'abdomen d'insectes piqueurs. En 8 jours, l'œuf donne une larve L1. L'insecte porteur pique l'homme et la larve L1 pénètre activement sous la peau au moment de la piqûre. En 6 semaines on obtient le stade L3 qui tombe sur le sol, y donne une pupe puis un adulte.

La présence des stades larvaires de L1 à L3 entraîne une papule prurigineuse qui grandit et forme une ulcération avec sérosités. On observe l'aspect d'un piston qui monte et descend au fond de la lésion et qui est dû à la respiration de la larve. La partie postérieure de la larve est périphérique.

Le diagnostic et le traitement se fond par recueil de la larve à l'issue du cycle normal ou par extirpation chirurgicale.

2. <u>*Cordylobia anthropophaga*</u> (Ver de Cayor)

On rencontre cette parasitose en Afrique tropicale.

Il s'agit d'une mouche jaune de 1 cm dont l'adulte femelle pond sur le sol ou les vêtements. Les œufs éclosent rapidement et donnent les larves L1 qui traversent la peau de l'homme ou du chien. Au bout de 8 à 10 jours il se forme une logette sous-cutanée. La larve L3 parvient à maturité en une semaine et tombe sur le sol. On obtient un adulte en 3 à 4 semaines.

Cette parasitose prend donc l'aspect d'un furoncle qui n'évolue pas, accompagné de prurit. La guérison est spontanée par issue de la larve L3. La forme conique de la larve rend son extraction manuelle possible à l'aide de pinces.

3. *Hypoderma bovis* et *Hypoderma lineatum*

On rencontre cette parasitose dans l'hémisphère Nord, notamment en France : Bretagne, Massif Central, Alpes, Atlantique.

L'hypoderme adulte a une vie brève. En juillet, par temps chaud, la femelle pond des œufs collés aux poils des bovidés et du gibier. L'œuf éclot en septembre et donne des larves L1 qui pénètrent dans le corps de l'hôte par léchage ou pénétration transcutanée.

Une migration complexe a lieu pendant 8 à 10 mois. L'année suivante, en février, la larve atteint le tissu conjonctif sous-cutané du dos.

Le L3 détermine un furoncle et quitte l'hôte en raison d'un géotropisme négatif. Le stade nymphal se déroule sur le sol et l'insecte parfait naît un mois environ après l'émergence.

L'homme représente une impasse parasitaire pour le parasite.

Chez l'homme, on observe les symptômes suivants : manifestations des déplacements sous-cutanés (*larva currens* ou myiase ambulatoire, traces d'effraction des tissus, ecchymoses, douleurs en vrilles), manifestations du métabolisme des larves (réactions granulomateuses et allergiques, oedèmes fugaces), douleurs articulaires et musculaires, troubles neurologiques dus surtout à des réactions de nature allergiques, perte de poids, anorexie.

H. bovis peut entraîner une ophtalmomyiase avec conjonctivite, photophobie et diminution de l'acuité visuelle.

Il existe des cas de méningites à hypoderme, dont le mécanisme n'est pas élucidé. Il s'agit d'un syndrome méningé d'installation brutale avec des céphalées intenses isolées ou accompagnées de vomissements en jet.

On note une évolution spontanée de la maladie vers la guérison sans séquelles.

11.2. Rôle de l'ivermectine dans le traitement de la myiase

11.2.1. Administration locale d'ivermectine dans le cadre du traitement d'une myiase due à *Cochliomyia hominivorax*

La myiase induite par *Cochliomyia hominivorax* entraîne des ulcérations cutanées douloureuses. Le traitement traditionnel se limite à l'extraction manuelle de ces larves.

On a rapporté un cas de traitement de cette myiase par une application locale d'ivermectine. La molécule paralyse puis tue la larve, cela entraîne un rapide soulagement de la douleur et rend l'extraction manuelle de la larve plus facile [12].

11.2.2. Cas d'une myiase orale traitée par ivermectine

La myiase orale est une maladie rare et grave pouvant mettre en jeu le pronostic vital du patient. Cette pathologie est en général associée à une mauvaise hygiène buccale, un alcoolisme, de la sénilité, des lésions suppurative une sévère halitose ou d'autres conditions de ce type.

Le traitement conventionnel est l'extraction manuelle des larves une par une. Cette opération est douloureuse pour le patient et complexe à réaliser pour le médecin.

On a rapporté un cas de patient porteur d'une myiase orale traité avec succès par l'ivermectine [55].

Un second cas est répertorié. Le patient est un homme de 32 ans, souffrant d'alcoolisme et atteint d'une zone nécrotique sur la lèvre supérieure dégageant une odeur fétide.

Le traitement de ce patient incluait du violet de gentiane, une thérapie orale par l'ivermectine et une opération chirurgicale visant à extirper les larves responsables et à soigner ses tissus nécrosés. Ce traitement se révéla très efficace [1].

11.2.3. Rôle de l'ivermectine dans le traitement d'une myiase orbitale sévère due à *Cochliomyia hominivorax*

Une étude a décrit deux patients atteints de myiase orbitale sévère due à *Cochliomyia hominivorax* traités par une thérapie orale d'ivermectine.

Les auteurs suggèrent que l'ivermectine joue un rôle très important dans le traitement des cas de myiases sévères [47].

Un second cas d'un patient atteint d'une myiase orbitale sévère due au même parasite et menacé d'énucléation à cause d'elle fut traité par une thérapie orale d'ivermectine et put grâce à ce traitement sauvé son globe oculaire, l'extraction manuelle des larves étant devenue inutile [18].

11.2.4. Cas d'un sujet VIH positif atteint d'une myiase à *Dermatobia hominis* et traité par une application locale d'ivermectine.

Un cas de myiase à *Dermatobia hominis* sur un sujet porteur du virus du Sida fut décrit. Il faut signaler que théoriquement l'infection par le VIH ne modifie pas la pathogénécité de la myiase. Malgré cela le patient présentait une forme clinique inhabituelle comportant de volumineux nodules inflammatoires.

L'usage de l'ivermectine par application locale sur ce patient tua les larves et en facilita l'extraction manuelle [13].

CONCLUSION

Cette étude nous a permis de résumer les différentes parasitoses pour lesquelles l'efficacité de l'ivermectine a été étudiée.

L'onchocercose représente la première parasitose humaine qui révéla l'efficacité de l'ivermectine en médecine humaine. Suite à cet incontestable succès, les scientifiques évaluèrent la molécule face à d'autres nématodes, ainsi que dans la lutte contre des parasites externes tels que les arthropodes.

Dans les années 1980, l'ivermectine, jusque là utilisée en médecine vétérinaire, est apparue comme étant la molécule clé dans la lutte contre le parasite responsable de la « cécité des rivières », *Onchocerca volvulus*. Dans le cadre de ce traitement, elle est utilisée à la dose moyenne de 150µg/kg en dose unique. Merck & Co distribue gratuitement la molécule sous le nom de Mectizan® dans le cadre du programme de lutte contre l'onchocercose.

Des essais ont ensuite démontré l'efficacité de l'ivermectine face *Strongyloïdes stercoralis* et *Strongyloïdes fulleborni*, et elle est à présent la molécule de référence utilisée dans le traitement de l'anguillulose. Dans le cadre de ce traitement, elle est administrée à la posologie moyenne de 200µg/kg en dose unique. Il faut également noté que chez tout patient potentiellement atteint d'anguillulose (suite à des séjours en zone à risque), et devant subir une corticothérapie, l'ivermectine est administrée systématiquement, afin d'éviter tout risque d'anguillulose maligne.

L'efficacité de l'ivermectine se révéla également remarquable contre *Wuchereria bancrofti*, agent responsable de filarioses lymphatiques. Le laboratoire Merck & Co a d'ailleurs étendu son programme de donation du Mectizan® aux pays africains touchés par cette parasitose. Dans le cadre de ce traitement, l'ivermectine est administrée à la posologie moyenne de 200 à 400µg/kg en dose unique.

En ce qui concerne l'utilisation de l'ivermectine dans le traitement de la loase, parasitose causée par le parasite *Loa loa*, est discutée en raison du risque d'effets secondaires graves qu'elle peut déclenchée. En effet, bien qu'indéniablement efficace contre le parasite, l'ivermectine est réservée aux patients peu parasités afin d'éviter des effets indésirables très importants tels que l'encéphalopathie. De plus, la parasitose est peu pathogène et son traitement ne mérite pas que l'on prenne de tels risques.

Ascaris lumbricoides, agent responsable de l'ascaridiose, est également très sensible à l'action de l'ivermectine, et la molécule est ainsi une molécule de choix dans le traitement de cette parasitose, à la posologie moyenne de 200µg/kg en dose unique.

En revanche, l'ivermectine se révéla peu efficace dans le traitement de la Trichocéphalose, induite par *Trichuris trichiura*, et le traitement de choix de cette parasitose reste l'albendazole.

Les autres filarioses pour lesquelles l'efficacité de l'ivermectine fut étudiée sont les Mansonelloses. Les agents *Mansonella streptocerca* et *Mansonella ozzardi* ont montré une sensibilité marquée à l'ivermectine, alors que *Mansonella perstans* s'est révélé totalement réfractaire au traitement.

En 2001, l'ivermectine a obtenu une autorisation de mise sur le marché dans le cadre du traitement de la gale sarcoptique. Son efficacité est très grandes dans la lutte contre *Sarcoptes scabiei var hominis*, notamment lors d'une gale compliquée où elle surpasse les traitements préexistants. De plus, l'observance d'un traitement oral en dose unique (à la posologie de 170-200µg/kg) est bien plus aisée que l'observance d'un traitement local laborieux et répétitif.

Plusieurs cas de Démodécies dues à des agents du genre *Demodex* chez des patients immunodéprimés (subissant une chimiothérapie ou porteur du virus de l'immunodéficience humaine) furent soulagés et guéris par une prise orale d'ivermectine à 200µg/kg en une prise unique.

La pédiculose de la tête, engendrée par *Pediculus humanus var capitis*, présente également une sensibilité intéressante à l'ivermectine administrée selon le schéma suivant : une prise d'ivermectine à 200µg/kg renouvelée dix jours plus tard. Néanmoins, aucune recommandation officielle n'est parue à ce jour et le rôle de l'ivermectine dans la pédiculose de tête reste donc à préciser.

L'utilisation orale et locale de l'ivermectine se révélèrent très efficaces dans des cas de myiases sévères dues à *Cochliomyia hominivorax*.

Le spectre d'efficacité de l'ivermectine est donc très étendu, et elle est actuellement une des molécules de référence aussi bien en parasitologie humaine qu'en parasitologie animale.

BIBLIOGRAPHIE

1. ABDO EN, SETTE-DIAS AC, COMUNIAN CR, DUTRA CE, AQUIAR EG – Oral myiasis : a case report. *Med. Oral Patol. Oral Cir. Bucal.* Mars 2006 ; 11(2) ; 130-131

2. ALBERICI F., PAGANI L., RATTI G., VIALE P. – Ivermectin alone or in combination with benzyl benzoate in the treatment of human immunodeficiency virus-associated scabies. *Br J Dermatol* Mai 2000 ; 142(5) ; 969-972

3. ANOFEL – Parasitologie Mycologie. *CR Format utile.* 2002 ; pp. 1-494

4. AQUILINA C., VIRABEN R., SIRE S. – Ivermectin-responsive Demodex infestation during human immunodeficiency virus infection. A case report and literature review. *Dermatology.* 2002 ; 205(4) ; 394-397

5. BOUSSINESQ M. – Ivermectine. *Med trop* 2005 ; 65 ; 69-79

6. BOUSSINESQ M., GARDON J., GARDON-WENDEL N., KAMGNO J., NGOUMOU P., CHIPPAUX JP – Three probable cases of *Loa loa* encephalopathy following ivermectin treatment for onchocerciasis. *Am J Trop Med Hyg* Avril 1998 ; 58 ; 461-469

7. BOUSSINESQ M., KAMGNO J., PION S., GARDON J. – What are the mecanisms associated with post-ivermectin serious adverse events ? *Trends parasitol.* Juin 2006 ; 22(6) ; 244-246

8. BOUSSINESQ M., PRUD'HOM JM, PROD'HON J. – The effect of ivermectin on the longevity of *Simnulium damnosum*. *Bull Soc Pathol Exot* Février 1999 ; 92(1) ; 67-70

9. BROOKS PA, GRACE RF – Ivermectin is better than benzyl benzoate for childhood scabies in developing countries. *J Paediatr Child Health* Août 2002 ; 38(4) ; 401-404

10. CAUMES E., DATRY A., MAYAGO R., GAXETTE P. – The efficacy of ivermectin in the therapy of larva currens. *Arch Dermatol* 1994 ; 130(7) ; 932

11. CHOUELA E., ABELDANO A., PELLERANO G., FORGIA ML., PAPALE R., GARSD A. – Equivalent therapeutic efficacy and safety of ivermectin and lindane in the treatment of human scabies. *Arch Dermatol* 1999 ; 135 ; 651-655

12. CLYTI E., COUPPIE P., CAZANAVE C., FOUQUE F., SAINTE-MARIE D., PRADINAUD RA – Local administration of ivermectin for the treatment of *Cochliomyia hominivorax's* myiasis. *Bull. Soc. Pathol. Exot.* Janv 2003 ; 96(5) ; 410-411

13. CLYTI E., NACHER M., MERRIEN L., EL GUEDJ M., ROUSSEL M., SAINTE-MARIE D., PRADINAUD RA. – Myiasis owing to *Dermatobia hominis* in a VIH-infected subject : treatment by topical ivermectin. *Int. J. Dermatol.* Janv 2007 ; 46(1) ; 52-54

14. CLYTI E., NACHER M., SAINTE-MARIE D., PRADINAUD R., COUPPIE P. – Ivermectin treatment of three cases of demodecidosis during human immunodeficiency virus infection. *Int. J. Dermatol.* 2006 ; 45(6) ; 1066-1068

15. CLYTI E., SAYAVONG K., CHANTAVISOUK K. – Demodecidosis in a patient infected by VIH : successful treatment with ivermectin. *Ann. Dermatol. Venereol.* 2005 ; 132(5) ; 459-461

16. CORBETT E., CROSSLEY I., HOLTON J., LEVELL N. - Crusted scabies in a specialist VIH unit : successful use of ivermectin and failure to prevent nosocomial transmission. *Genitourin Med* 1996 ; 72 ; 115-117

17. DAMIAN D., ROGERS M. – *Demodex* infestation in a child with leukemia : treatment with ivermectin and permethrin. *Int. J. Dermatol.* 2003 ; 42(9) ; 724-726

18. DE TARSO P., PIERRE-FILHO P., MINGUINI N., PIERRE LM., PIERRE AM. – Use of ivermectin in the treatment of orbital myiasis caused by *Cochliomyia hominivorax. Scand. J. Infect. Dis.* 2004 ; 36(6-7) ; 503-505

19. DOROZ – Guide pratique du médicament.*27ème* *édition Maloine* 2007 p. 1242-1243

20. DUNNE C., MALONE C., WHITWORTH J. – A field study of the effects of ivermectin on ectoparasites on man. *Trans R Soc Trop Med Hyg* 1991 ; 85 ; 550-551

21. FISCHER P., BAMUHIIGA J., BUTTNER DW. – Treatment of human *Mansonella streptocerca* infection with ivermectin. *Trop. Med. Int. Health.* Fév 1997 ; 2(2) ; 191-199

22. FISCHER P., TUKESIGA E., BUTTNER DW. – Long-term suppression of Mansonella streptocerca microfilariae after treatment with ivermectin. J. Infect. DIS. Oct 1999 ; 180(4) ; 1403-1405

23. FOBI G., GARDON G, SANTIAGO M., NGANGUE D., GARDON-WENDEL N., BOUSSINESQ M. – Ocular findings after ivermectin treatment of patient with high *Loa loa* microfilaremia. *Ophtalmic Epidemiol.* Mars 2000 ; 7(1) ; 27-39

24. FORSTINGER C., KITTLER H., BINDER M. – Treatment of a rosacea-like demodecidosis with oral ivermectin and topical permethrin cream. *J. Am. Acad. Dermatol.* 1999 ; 41(5 Pt 1) ; 775-777

25. FORUM APOC – Dossier de presse. 6-9 décembre 2005

26. GANN PH, NEVA FA, GAM A – A randomised trial of single dose and two doses ivermectin versus thiabendazole for treatment of strongyloidiasis. *J Infect Dis.* 1994 ; 169(5) ; 1076-1079

27. GARDON J., BOUSSINESQ M., KAMGNO J., GARDON-WENDEL M., DEMANGA-NGANGUE, DUKE BO – Effects of standard and high doses of ivermectin on adult worms of *Onchocerca volvulus* : a randomised controlled trial. *Lancet* juillet 2002 ; 360(9328) ; 203-210

28. GARDON J., GARDON-WENDEL N., DEMANGA-NGANGUE, KAMGNO J., CHIPPAUX JP, BOUSSINESQ M. – Serious reactions after mass treatment of onchocerciasis with ivermectin in an area endemic for *Loa loa* infection. *Lancet* juillet 1997 ; 350 (9070) ; 18-22

29. GENTILI M., DUFLO B. – Médecine tropicale. *Flammarion Médecine-Sciences.* 1986 ; pp. 1-839

30. GLAZIOU P., CARETL J., ALZIEU P., BRIOT C., MOULIA-PELAT J., MARTIN P. – Comparison of ivermectin and benzyl benzoate for treatment of scabies. *Trop Med Parasitol* 1993 ; 44 ; 331-332

31. GOLVAN Y-J. – Eléments de parasitologie médicale. *Flammarion Médecine-Sciences.* 1974 ; pp.1-599

32. GOMEZ-PRIEGO A., MENDOZA R. – Prevalence of antibodies to *Onchocerca volvulus* in residents of Oaxaca, Mexico. *Clin. Diagn. Lab. Immunol.* 2005 ; 12 ; 40-43

33. GUGGISBERG D., DE VIRAGH PA, CONSTANTIN C, PANIZZON RG – Norwegian scabies in a patient with acquired immunodeficiency syndrome. *Dermatology* 1998 ; 197(3) ; 306-308

34. HEUKELBACH J., WILCKE T., WINTER B., SALES DE OLIVEIRA FA, SABOIA MORA RC, HARMS G, LIESENFIELD O., FELDMEIER H. – Efficacy of ivermectin in a patient population concomitantly infected with intestinal helminths and ectoparasites. *Arznei mittelforschung* 2004 ; 54(7) ; 416-421

35. KAMGNO J., GARDON J., BOUSSINESQ M., - Essai de prévention des encéphalopathies à *Loa loa* post-ivermectine par l'administration d'une faible dose initiale. *Médecine tropicale* 2000 ; 60 ; 275-277

36. KAMGNO J., BOUSSINESQ M. – Effect of a single dose of albendazole on *Loa loa* microfilaraemia. Parasite, *Mars* 2002 ; 9(1) ; 59-63

37. KRAKER ME, STOLK WA, HABBENA JD, VAN OORTMARSSEN GJ, - Model-based analysis of trial data : microfilaria and worm-

productivity loss after diethylcarbamazine-albendazole or ivermectin-albendazole combination therapy against *Wuchereria bancrofti. Trop. Med. Int. Health.* Main2006 ; 11(5) ; 718-728

38. KYELEM D., SANOU S., BOATIN B., MEDLOCK J., COULIBALY S., MOLYNEUX DH - Impact of long term ivermectin on *Wuchereria bancrofti* and *Mansonella perstans* infections in Burkina Faso : strategic and policy implications. *Ann Trop. Med. Parasitol.* Dec 2003 ; 97(8) ; 827-838

39. KYELEM D., MEDLOCK J., SANOU S., BONKOUNGOU M., BOATIN B., MOLYNEUX DH - Short communication : impact of long term (14 years) bi-annual ivermectin treatment on *Wuchereria bancrofti* microfilaraemia. *Trop. Med. Int. Health.* Oct 2005 ; 10(10) ; 1002-1004

40. MADAN V., JASKIRAN K., GUPTA U., GUPTA DK - Oral ivermectin in scabies patients : a comparison with 1% topical lindane lotion. J *Dermatol* Sept 2001 ; 28(9) ; 481-484

41. MARTI H., HAJI HJ, SAVIOLI L., CHMAYA HM, - A comparative trial of a single dose ivermectin versus three days of Albendazole for treatmenr of *Strongyloides stercoralis* and other soil transmitted helminth infections in children. *Am J Trop Med Hyg* 1996 ; 55(5) ; 477-481

42. MARTY M., GARI-TOUSSAINT M., FICHOUX YL, GAXOTTE P. - Efficacy of ivermectin in the treatment of an epidemic sarcoptic scabies. *Ann Trop Med Parasitol* 1994 ; 88 ; 453

43. MEINKING TL, TAPLIN D., HERMIDA JL, PARDA R., KERDEL FA - The treatment of scabies with ivermectine. *N Engl J Med* 1995 ; 333(1) ; 26-30

44. NZLNZL J.R., KOMBILA M.Y., BOGUIKOUMA J.B. BLILMBAOGO L., MOUSSAVOU KOMBILA J.B., NGULMBYMBINA C. - Encéphalopathie mortelle au cours d'une loase hypermicrofilarémique traitée par ivermectine. *Médecine d'Afrique Noire* 2001 ; 48 ; 8-9

45. OFFIDANI A., CELLINI A., SIMONETTI O., FUMELLI C. –
Treatment of scabies with ivermectin. *European journal of
dermatology.* Mars 1999, volume 9, numéro 2 ; 100-101

46. OMS. Programme mondial pour l'élimination de la filariose
lymphatique. Rapport sur l'administration massive de médicaments
en 2005. *REH,* 2006 ; 81 ; 221-232

47. OSORIO J., MONCADA L., MOLANO A., VALDERRAMA S.,
GUALTERO S., FRANCO-PAREDES C. – Role of ivermectin in the
treatment of severe orbital myiasis due to *Cochliomyia hominivorax.*
Clin. Infect. Dis. Sept 2006 ; 43(6) ; 57-59

48. PATEL A., HOGAN P., WALDER B. – Crusted scabies in two
immunocompromised children : successful treatment with oral
ivermectin. *Australas J Dermatol* Fév 1999 ; 40(1) ; 37-40

49. RANQUE S., CHIPPAUX JP., GARCIA A., BOUSSINESQ M. –
Follow-up of Ascaris lumbricoides and Trichuris trichura infections
in children living in a community treated with ivermectin at 3-
monthly intervals. *Ann. Trop. Med. Parasitol.* Juin 2001 ; 95(4) ;
389-393

50. RIBEIRO Fde A, TACIRO E., GUERRA MR, ECKLEY CA – Oral
ivermectin for the treatment and prophylaxis of scabies in prison.
J Dermatolog Treat Août 2005 ; 16(3) ; 138-141

51. RICHARD-LENOBLE D., KOMBILA M., CHANDENIER J.,
GAXOTTE P. – The efficacy and tolerance of ivermectin prescribed
for the patient with multiple filarial infections (*Loa loa/ Onchocerca*
and/or *M. perstans*). *Bull. Soc. Pathol. Exot. Filiales.* Janv 1989 ;
82 ; 65-71

52. RICHARD-LENOBLE D., KOMBILA M., RUPP EA, PAPPAYLIOU ES,
GAXOTTE, NGUIRI C., AZIZ MA – Ivermectin in loiasis and
concomitant *O. volvulus* and *M. perstans* infections ; *Am. J. Trop.
Med. Hyg.* Nov 1988 ; 39 ; 480-483

53. RINO BREGANI E., ROVELLENI A., MBAÏDOUM N. – Comparison
of different antihelminthic drug regimens against *Mansonella*

perstans filariasis. *Trans. R. Soc. Trop. Med. Hyg.* 2006 ; 100 ; 458-463

54. SCHULZ-KEY H., ALBRECHT W., HEUSCHKEL C. - Efficacy of ivermectin in the treatment of concomitant Mansonella perstans infections in onchocerciasis patients. *Trans. R. Soc. Trop. Med. Hyg.* Mars 1993 ; 87(2) ; 227-229

55. SHINOHARA EH, MARTINI MZ, OLIVEIRA NETO HG, TAKAHASHI A. - Oral myiasis treated with ivermectin : case report. *Braz. Dent. J.* 2004 ; 15(1) ; 79-81

56. SULE HM, THACHER TD - Comparison of ivermectin and benzyl benzoate lotion for scabies in Nigerian patients. *Am J Trop Med Hyg* fév 2007 ; 76(2) ; 392-395

57. TAYLOR M.J., MAKUNDE W.H., McGARRY H.F. - Macrofilaricidal activity after doxycycline treatment of *Wuchereria bancrofti* : a double blind randomised placebo-controlled trial. *Lancet.* 2005 ; 365 ; 2116-2121

58. TESTA J., FEINDIRONGAI G., AUZEMERY A., DELMONT J. - Etude de l'efficacité de l'ivermectine dans un village d'hyperendémie onchocerquienne de la République Centrafricaine. *Médecine d'Afrique Noire.* 1993, 40(1)

59. TESTA J., KIZIMANDJI-COTON G., DELMONT J., DI COSTANZO B., GAXOTTE Ph. - Traitement de l'anguillulose de l'ascaridiose et de l'ankylostomiase par l'ivermectine (Mectizan®) à Bangui. *Médecine d'Afrique Noire* 1990 ; 37(5)

60. TSAGUE-DMONGO L., KAMGNO J., PION SD, MOYOU-SOMO R., BOUSSINESQ M. - Effects of a three day regimen of albendazole on *Loa loa* microfilaraemia. *Ann Trop Med Parasitol* Octobre 2002 ; 96(7) ; 707-715

61. TURNER JD., MAND S., MUEHLFIELD J., PFARR K., McGARRY H., ADJEI O., TAYLOR M., HOERAUF A. - A randomized, double-blind clinical trial of a 3-week course of doxycycline plus albendazole and ivermectin for the treatment of *Wuchereria bancrofti* infection. *Clinical Infectious Deseases.* 2006 ; 42 ; 1081-1089

62. USHA V., GOPALAKRISHNAN NAIR TV – A comparative study of oral ivermectin and topical permethrin cream in the treatment of scabies. *J Am Acad Dermatol* Fév 2000 ; 42(2) ; 236-240

63. VAN DEN ENDEN E., VAN GOMPEL A., VAN DER STUYFT P. – Treatment failure of a single high dose of ivermectin for *Mansonella perstans* filariasis. *Trans. R. Soc. Trop. Med. Hyg.* Jan 1993 ; 87(1) ; 90

64. VEIT O., BECK B., STEUERWALD M., HATZ C. – First case of ivermectin-induce severe hepatitis. *Trop. Med. Hyg.* 2006 ; xxx ; xxx-xxx

65. YAW D., MAND S., SPETCH S. – Doxycycline reduces plasma VEGF-C/sVEGFR-3 and improves pathology in lymphatic filariasis. *Plospathogen*, 2006, 2(9)

66. YONEKURA K., KANEKURA T., KANZAKI T., UTSUNOMIYA A. – Crusted scabies in an adult T-cell leukemia/lymphoma patient successfully treated with oral ivermectin. *J Dermatol* Fév 2006 ; 33(2) ; 139-141

67. YOUSSEF M., SADAKA H., EISSA M., EL-ARINY A. – Topical application of ivermectin for human ectoparasites. *Am Trop Med Hyg* 1995 ; 53 ; 652-653

Référence internet : site internet du laboratoire de parasitologie de la Faculté de Pharmacie de Lille

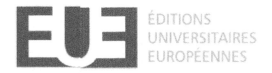